JN008575

病院清掃 という お仕事

いま求められている
環境サービス

一般社団法人　日本病院清掃協会

はじめに

　人類の感染症との戦いは、新型コロナウィルスのパンデミックで新たな局面を迎えました。我々はこのような危機に直面する度、感染管理や衛生面について考えさせられてきました。

　病院には健康な方から一刻を争う方まで、さまざまな方々が訪れます。そして、使用目的・場所によって病院内の滅菌度合いも違います。このような特殊な現場に対応するため、清掃技術は日々進化しています。

　日本は、世界でも有数の清潔な国といわれながら、病院施設の清掃について未だスタンダードが確立されていません。そこで感染制御の進んでいる欧米のスキルを取り込みつつ、我々日本人の細やかな心遣いを加える、クリーンさと患者さんに寄り添った温かい「病院清掃」が必要と考えます。その意味と可能性を正しく理解し、医療を清掃という面からサポートし、質の良い環境を提供していくことを目標として我々は活動を開始しました。

　たえず状況が変化し、求められるニーズの変容に対応するにはまだまだ発展途上の業界であり、国がルールを定めるには早すぎるともいえる病院清掃という仕事ですが、どんな病院でも等しく、整った衛生環境下にし、患者さんのみならず医療関係者の方々にも気持ちよく過ごしていただけるよう、私たちは働きかけて参ります。

　まずは、これから病院清掃を始めようと考えているみなさんに、これまでの病院清掃のあ

ゆみや技術、実際の職場環境を想像していただけるよう、この冊子を作りました。そのためすでに病院清掃に従事されている方には既知のこともあると思いますが、後輩や周囲の方に説明される際の参考になればと願っています。

　現在の病院清掃は、事務部門が中心で運営されており、家庭の清掃のごとく実施されている面もあります。しかし欧米の研究などでは、医療機関における“コンタクトポイント”の清掃が感染予防に役立つとされています。病院で患者さんやその家族を守るのは、医師や看護師だけではありません。衛生面を守る清掃員もまた、医療の重要なパートに大きく関わっているのです。このことが、冊子を通して伝われば幸いに存じます。

　また、医療関係者の方々にもお読みいただき、病院清掃スタッフもさまざまな課題を抱えて仕事をしていることを知って頂きたいと考えています。そして私たち病院清掃スタッフもチーム医療の一員として、お力になりたいと思っており、日本病院清掃協会がどのような取り組みを行っているかお伝えできればと考える次第です。

一般社団法人日本病院清掃協会

代表理事　坂下 雅世

目　　次

第1章
病院清掃とはなにか

病院の組織と機能、施設の特色

病院で働く人たち

　病院は多くのメンバーの協力によって成り立っています。医師や看護師、検査技師、薬剤師の医療従事者は当然ですが、経営や運営を支える事務・経理スタッフや受付スタッフ、リハビリスタッフや栄養管理や調理に関わるスタッフといった方々の努力も見逃せません。だからこそ、多くの患者さんが来院されるのです。

　では、病院清掃スタッフはどのように関わるのでしょうか。理想の看護師として名高いイギリスのナイチンゲールは、自身の経験から「すべての患者を、清潔で快適な環境におきなさい。そうすれば自然治癒力が働き、感染症から免れるでしょう」と述べています。患者さんの治療を行うのは医師ですが、清潔な病院環境を実現することは病院清掃のスタッフにしかできないのです。

　ただし病院の清潔さと快適さを守るため、清掃スタッフには病院で同時に働く人たちとの協力が欠かせません。場面ごとに対応してもらう部門や人も異なりますから、院内の組織や働いている人たちについて把握することが、円滑な業務に繋がっていきます。

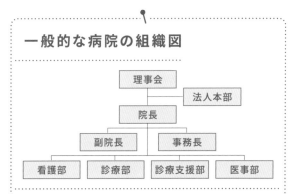

一般的な病院の組織図

```
              理事会
                |———— 法人本部
              院長
          |———————————|
        副院長        事務長
   |——————|——————————|——————|
 看護部  診療部  診療支援部  医事部
```

診療支援部には放射線室や薬剤室が含まれます。医事部には入院・外来の方の手続きをする部署があり、法人本部には各部の管理部が組織されています。

病院の持っている役割

「医療法人」などの枠組みになり、社会に欠かせないインフラとしての役割を求められています。

　病院には、来院した患者さんをその場で診療する「外来」と、病院内に滞在して計画的治療を行う「入院」があります。外来患者さんは来院した日に帰宅しますが、入院患者さんは病院内に留まります。したがって病院清掃スタッフは、患者さんの生活圏に入って清掃をすることになります。病院清掃では多様な境遇を持つ入院患者さんに配慮しつつ、清潔な生活空間を提供できるよう努めなくてはなりません。

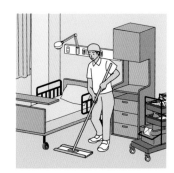

病院という特殊空間

　病院には、手術室などの特殊な役割を持った部屋や、患者さんの治療のために必要な設備がたくさんあります。そのため清掃も特殊な機器を使用したり細かなルールが存在したりします。これは他の施設の清掃業務と大きく違う部分です。清掃もすべての部屋に同じ方法で行うわけではありません。また作業方法以外にも、気をつけなければいけないことがあります。

　病院の特徴のひとつは、年中・昼夜問わず人がいるということです。清掃スタッフは、入院患者さんのいる病室や医療従事者の働く場所を清掃しなくてはなりません。また病院では、急きょ部屋を使用することになり、清掃を行うなどのイレギュラーも発生します。患者さんの治療を第一に、臨機応変な対応が求められるのです。

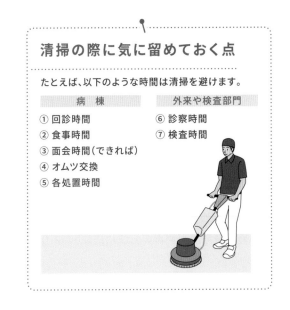

清掃の際に気に留めておく点

たとえば、以下のような時間は清掃を避けます。

病　棟	外来や検査部門
① 回診時間	⑥ 診察時間
② 食事時間	⑦ 検査時間
③ 面会時間（できれば）	
④ オムツ交換	
⑤ 各処置時間	

　さらに病院には数百、数千万円単位の高額で貴重な医療機器がたくさんあります。治療のためのものですから、清掃中の接触は厳禁。場所を取る大きなものや、チューブやコードが床に伸びている場合もあるので、清掃用具が引っかからないよう注意することが必要です。

　医療の発展スピードは非常に速く、日々常識が更新されていく世界です。新たな設備が導入されたり、医療機器の移動が多いので、清掃の際には"いつもここにある"と慢心せず、事故防止に努めることが大切です。

　最後に、病院はさまざまな事情を持った患者さんが訪れる場所ですから、病気の元である病原性微生物もたくさん存在しています。抵抗力の低い患者さんはもちろんのこと、働く病院スタッフや清掃スタッフ自身も病院で感染するリスクがあります。感染を防ぐためにも、清掃スタッフは適切な清掃を行い、病院内の清潔さを保つことが大切です。

　医療従事者と清掃スタッフは所属こそ違いますが、同じ場所で働き、「病気や怪我を治療して患者さんを快復させる」という同じ目的を持った仲間であると覚えておいてください。

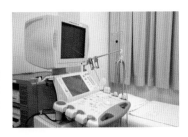

超音波診断装置（イメージ）
この機器は、エコーによって臓器の形状などを調べる際に使用します。平均的に高さ約1,600mm、幅約520mm、奥行き約900mmあり重さも100kgほどあります。万が一、倒すなどして壊した場合怪我の原因にもなり大変危険です。また代替品が届くまでの診療の停滞、高額な弁償問題もありますので、丁寧に清掃にあたる必要があります。

｜「病院」清掃の持つ重要な意味

病院における「清掃」とは

　病院での「清掃」は、埃を取り除き、見た目を綺麗にするだけでは不十分です。病院内を清潔な状態に保つことが、病院内の感染リスクを抑えることに直結します。

　病院には、病気の元である病原性微生物がたくさん存在しています。人や物を介し病原体が外部から運び込まれることも少なくありません。患者さんの血液や飛沫、汚染物などのすべてが感染のきっかけとなり得ます。

　感染防止のための清掃は、通常の清掃とは求められる水準が異なります。床や部屋を綺麗にするだけではなく、目に見えない病原性微生物が生存できない環境を作らなくてはなりません。そのため清掃方法や消毒の方法に決まりがあります。

清掃作業の基本的な原則（一例）

・定められた手順・方法による速やかな清掃
①不特定多数の人が高頻度で触る箇所は
　1日1回以上、環境除菌・洗浄剤で清掃を行う
②モップは清掃場所ごとに決められたルールに従い、
　新しいものと交換する（トイレで使ったモップを
　洗って、病室の掃除に使うなどの使い回しは厳禁）
③カーテン、換気口など特別な汚れがなければ
　一定期間ごとに清掃する
など

清掃作業の基本的な原則（一例）

・患者さんを第一に配慮した清掃
①病室ごとに決められたルールに従い、
　入退室時には必ず手指消毒する
②病室の奥から出口に向かって、
　埃を立てないようにウエットモップで掃除する
③通路に掃除道具を置く際は、事故防止の観点から
　通行の妨げにならないよう、決められた所に置く
など

　また、入院患者さんにしてみれば、毎日過ごす病院は家のようなものです。院内を清潔に保つことは、生活環境の快適さを保持することにも繋がります。綺麗な部屋は気分を上向きにさせ、訪問者や外来患者さんから見ても心地のよいもの。「ここなら治療を任せられる」という信頼に繋がります。

　このように、病院清掃は感染防止の手段として医療的にも重要な仕事となっています。清掃スタッフは清掃を通して、病院のすべての人を感染から守っているとも言えるでしょう。

「清潔な状態」とは

　清掃で感染を防ぐためには、院内を一定の清潔さで保ち、病原性微生物が生存できない環境づくりが求められます。理想は病院のどこにも病原体のいない状態を作ることですが、効率や経済的事情からも、細菌やウィルスの性質上、現実的には不可能です。そのため病院では施設全体を6つの区域に分類（ゾーニング）し、それぞれに適した基準を設けることで、一定の清潔さを保てるよう調整しています。

　清浄度の高い順に、クラスⅠ（高度清潔区域）、クラスⅡ（清潔区域）、クラスⅢ（準清潔区域）、クラスⅣ（一般清潔区域）、クラスⅤ（汚染管理区域）、クラスⅥ（拡散防止区域）となります。それぞれ手術室のように高度な衛生管理や清潔さが求められる空間から、汚染物を置いているため外に空気が漏れないようにする空間までさまざまです。

　これらは清掃手法や使用する道具を変えるだけでなく、空気圧や換気回数をコントロールする空調管理を行うことで清浄度を保っています。

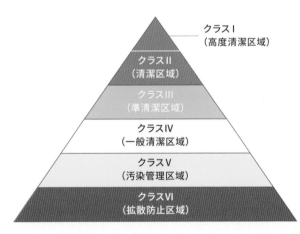

出展：『病院清掃の基本と実務』（公益社団法人 全国ビルメンテナンス協会）をもとに作成

　また、清潔さを保つ清掃手法として、消毒があります。消毒をして感染の心配がないレベルまで病原性微生物を減らすことで、病院内の安全は保たれるからです。消毒には薬剤を使うことがほとんどですが、物品や場所によって熱水や紫外線および過酸化水素なども活用し、使い分けます。中でも消毒薬は種類や効果がさまざまなので、使用には知識が必要です。「ただ掃除するだけ」「病院関係者と清掃スタッフは無関係」とは思わず、誇りを持って取り組みましょう。

病院清掃における「清潔」とは

・床、壁、ベッドや椅子の下などに目に見える埃、ゴミ、汚染が要因の着色がない
・床、壁、ベッドや椅子の下などに血液などの体液、薬液、食物などの異物がこびりついていない
・天井と並行する上面に埃やごみが溜まっていない
・廃棄物が整理されて一定の保管場所に置かれている
・便所や廃棄物置き場などで異常な匂いがない

病院清掃と感染管理

感染を防ぐ環境衛生

そもそも感染とは、どのように発生するのでしょう。感染を防ぐ清掃を行うためにも、清掃スタッフはその流れを理解しておく必要があります。

「感染」は、病気の原因となる病原微生物（感染源）が感染経路を通って、宿主（人間など）に定着・増殖することで発生。宿主から宿主へ微生物が移動することで拡がっていきます。

病院にいる患者さんの多くは宿主でありながら、病気に対抗する免疫力が低下した状態。そのため、健康な人なら感染しない弱毒微生物からも感染するリスクがあります。特に病院は、多くの患者さんが滞在する場所です。適切な対策を取らなければ、患者さんから患者さんへ感染が拡がってしまいます。

感染の連鎖を断ち切るため、清掃スタッフは「環境衛生」という考え方のもと病院清掃を行います。ここで指す「環境」とは、患者さんや病院で働く医療従事者、清掃スタッフ自身も含めた病院空間のこと。これらを清潔に保つことが、感染や微生物の拡散防止に繋がるのです。

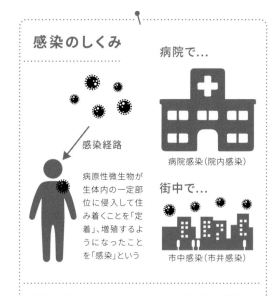

感染のしくみ

病院で…

病院感染（院内感染）

感染経路

病原性微生物が生体内の一定部位に侵入して住み着くことを「定着」、増殖するようになったことを「感染」という

街中で…

市中感染（市井感染）

通常、抵抗力のある人であれば病原性が弱い微生物の場合発症しないが、抵抗力が低下している場合、弱毒微生物にも感染してしまう。

感染管理に基づいた清掃管理が安全を作る

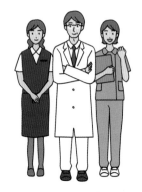

病院スタッフで編成されるICTと清掃スタッフが協力することで、病院での感染予防を強化します。

病院の「環境衛生」を保つには感染源となる微生物の制御が必要ですが、清掃だけでは不十分です。そのため、ICT（Infection Control Team：インフェクションコントロールチーム：感染制御チーム）との連携が欠かせません。ICTとは、さまざまな病院スタッフが協力して感染対策を行うチームのこと。予防接種や手洗いの呼びかけ、感染患者さんの隔離など、清掃とは違う手法で感染性微生物の制御に取り組みます。清掃スタッフはICTと仕事を補い合うことで感染を防いでいるのです。

また、病院清掃のルールや手順にはすべて意味があります。科学的根拠に基づいて決められているので、的確に実行しましょう。もし清掃に必要な道具が足りなくても、代用は厳禁。誤った道具や手順で清掃作業を行ってはいけません。

極論、誤った清掃は免疫力の低い患者さんの生命を脅かします。医療従事者や清掃スタッフ自身の感染にも繋がるでしょう。患者さんが安心して療養生活を送り、すべてのスタッフが安全に働くためにも、正しく病院清掃を行う必要があります。

感染対策のキホン

病院における感染予防対策

病院には感染予防の「標準予防策」があります。病院で働くすべての人が実践している感染対策です。

それに加えて、感染経路別予防策を行います。清掃スタッフも日頃から意識して、安心して働ける職場づくりを行いましょう。

清掃スタッフが取るべき標準予防策	
①手指衛生	あらゆる作業で使う「手」は、病原性微生物の拡散に便利な媒介物でもあります。手洗いや消毒による手指衛生の管理は何よりも感染対策として大切です。
②ＰＰＥ（Ｐｅｒｓｏｎａｌ Protective Equipment: 個人防護具）の着用	PPEとは、マスクや手袋、ガウンおよびエプロン、アイプロテクションなどの防護用品のことです。感染経路に応じて使い分けます。
③呼吸器衛生／咳エチケット	他人に感染させないために、個人が咳・くしゃみをする際に、マスクやティッシュ・ハンカチ、袖を使って、口や鼻を押さえることです。

3大感染経路

接触感染	空気感染	飛沫感染
病原体に汚染されたものに触れることによって起こる。直接触れるだけでなく、物を介して間接的に触れる場合でも感染する	病原性微生物を含む飛沫が気化し、空気中に微生物の核が長時間浮遊・移動する。人が吸引することで感染	咳や会話などで病原性微生物を含む飛沫が気道粘膜に付着
感染症 疥癬、MRSA、C.ディフィシル	**感染症** 結核や麻しん、水痘など	**感染症** インフルエンザやマイコプラズマ肺炎など
対策 手洗いと感染性微生物が付着する環境の清掃	**対策** 感染者を陰圧式の個室で隔離。部屋を出る際は外科用マスクの着用を徹底	**対策** 感染者の隔離や他者との接触を断つこと
PPE ガウン	**PPE** サージカルマスク	**PPE** N95マスク

感染の主な経路はこの3つがほとんどを占めます。そのため患者間や自身の目・鼻・口などの粘膜接触前には手洗いおよび手指消毒を行い、咳が出る時にはマスクをつけ、感染者が出た場合には別の部屋に移るなど対策を行います。風邪をひいた時と同じですね。

清掃従事者の基本的感染予防

病院清掃や感染を抑える取り組みで、院内感染のリスクは軽減できます。しかし、完全にゼロにすることは不可能です。そのため、感染を防ぐには清掃スタッフの健康維持も大切です。栄養バランスの取れた食事や十分な睡眠、日常的な手洗いうがいを意識して、抵抗力を保ちましょう。

それから、病院スタッフとコミュニケーションを取り、院内で発生した感染症を把握することも大切です。仮に、清掃する部屋に飛沫感染リスクのある患者さんがいるとわかっていれば、適切な装備で作業を行えます。最近では病室の入り口に取るべき感染対策がわかるように掲示されている病院も増えてきました。清掃スタッフと病院スタッフは連携を取り、正しい情報を共有することが大切です。

手洗い・手指消毒の重要性

すぐに実践できる感染対策法

　新型コロナウイルス（SARS-CoV-2）が流行したことで、感染予防対策や衛生管理はより一層大切なものとなりました。病院清掃はコロナ発生後、より広範囲に、より厳密さを求められるようになりました。これまでは「これ以上はやりすぎかも」と思えるような場所も「ここまでやらないと」に変化しているのです。

環境除菌・洗浄剤を使った清掃：環境除菌・洗浄剤をつけた使い捨てクロス（ワイプ）で拭き清掃
ドアノブ、手すり、電源スイッチなど特定の部位のみ ➡ テレビのリモコンやベッド周りなど消毒をすべき部位が強化

清掃スタッフの手指消毒：病室間の移動やエリアを移動した際の清掃開始・終了時に消毒
特定のエリアに設置された消毒タイミングで手指の消毒 ➡ 清掃スタッフ全員が消毒剤の入ったボトルを持ち歩き、消毒。それ以外の場所でも、作業の切れ目には消毒を行うことが増えました。

　手指衛生による衛生管理は、人から人へ感染を拡散させないために重要です。医療従事者の中では以前から知られる当たり前の知識ですが、その重要性は新型コロナウィルスによって流布しました。病院清掃スタッフにおいても、感染から身を守るために手指衛生は必須。ここで、正しい手指衛生の方法を理解しておきましょう。

〈病院における一般的な手指衛生〉
①日常手洗い：流水と石鹸による手洗い
②衛生学的手洗い：流水と石鹸・アルコールベースの手指衛生剤（消毒液の使用）
③手術用の手指消毒：予洗いと本洗いの2回、爪から肘下までを消毒薬剤を用いて洗う

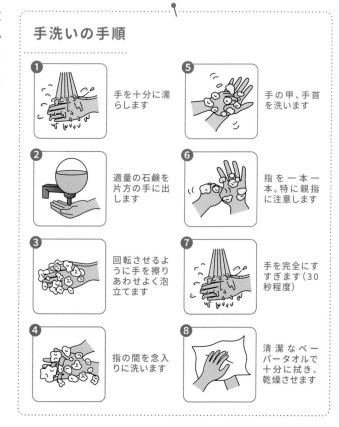

手洗いの手順

❶ 手を十分に濡らします

❷ 適量の石鹸を片方の手に出します

❸ 回転させるように手を擦りあわせよく泡立てます

❹ 指の間を念入りに洗います

❺ 手の甲、手首を洗います

❻ 指を一本一本。特に親指に注意します

❼ 手を完全にすすぎます（30秒程度）

❽ 清潔なペーパータオルで十分に拭き、乾燥させます

第 2 章
近代日本から始まった清掃

世界の清掃の歴史

病気と人類の歴史

　病気というものは、生き物のように絶えず変化し、私たちが予期しないような進化を遂げることがあります。また、病気のすべてについて特徴や治療法がわかっているわけではありません。たとえば、近年流行している新型コロナウイルス（SARS-CoV-2）がそうです。最初の感染者が出た時、誰もその病気を知らず、症状や感染経路などは一切わかりませんでした。しかし、かなり早い段階で、人との接触を避けることや手洗い・うがいが感染予防に効果的であるとして対策が立てられます。

　いち早く感染対策が打ち出せたのは、今までの病気に対する知識の積み重ねがあったからです。現代の医療技術や病院清掃も、その上に成り立っています。医療の歴史を知ることは、病院清掃の役割である「感染予防」の方法を知り、未知の病気に備えるためにも大切なのです。

医学・病院のはじまり

　医学の基礎がはじめに完成したのは、遥か昔の紀元前3000年頃でした。古代エジプトに診療や外科手術を行う医師がいた記録が残されています。

　そこから2700年余りの時間を経て、紀元前300年ごろに現代医学の基礎が完成します。現代医学の基礎とは、病気の種類を分類して体系化したことを指します。作ったのは「医学の父」と呼ばれるヒポクラテス。また彼は病院清掃においても重要な手指衛生について触れていて、「傷の治療には医師の手の洗浄や湯冷ましによる患部の洗浄、塗り薬や貼り薬が有効だ」とも述べています。

医学のはじまり簡易年表

紀元前3000年	古代エジプトに診療や外科手術を行う医師が登場する
紀元前1800年	メソポタミア医学の記録に、医師はいるが地位が低いことがわかる記録が残されている
紀元前1570年	胃や心臓の病気の処方の記録が残されている
紀元前600年	中国医学の祖・扁鵲や「外科手術の父」と呼ばれたインド人・ススルタなどが登場する
紀元前334〜323年	アレクサンドロス東方遠征によりインド医学が西洋に伝わる
紀元前300年	ヒポクラテスが現代医学の基礎を作る

　一方で、病院が歴史上初めて完成したのは紀元前134年のこと。それ以前にも患者さんの治療は行われていましたが、直接患者さんが医師の元を訪れていました。

　中世（5世紀〜15世紀）に入ると感染症が流行し、患者を隔離・収容するための病院施設が増加していきます。しかし、当時は病気がなぜ発生するのかも知られていませんでした。病院清掃という概念や言葉の誕生はおろか、衛生管理が感染を防ぐことも判明しておらず、感染症は都市で大流行します。

病院清掃（衛生管理）の必要性を説いた人物

　17世紀に入ったころ、清掃による衛生管理が感染防止に役立つことがようやく知られるようになります。ヨーロッパでペストが大流行してから、300年以上後のことでした。

　環境衛生の重要性を説いたのは、クリミア戦争に参加した看護師ナイチンゲールです。彼女は1854〜1856年にかけて従軍看護師を務め、帰国後多くの著書を残しました。劣悪な環境にある陸軍病院にて、「安全な食事と清潔な環境が負傷者の死亡率低減の最大要因だ」と述べており、綺麗な環境が治療には必要だと説いています。また、ナイチンゲールは看護師の在り方に対して下記のようにも述べています。

「もし看護師が、患者のためのこの種の仕事を"自分の仕事ではない"といって拒絶するならば、私はこう言わなければならない、看護は彼女の天職ではないと」

「この種の仕事」とは、ベッド下の便器にある便の状態を確認しなかったり、汚れた便器の洗浄を看護助手の仕事だからと放置したりすることです。看護助手の洗浄は1日1回で、これはいくら使用しても、水洗便所は1日1回流せば良いと言っているのと同じことでした。つまりナイチンゲールは、治療のために医師や看護師が率先して病院清掃を行い、衛生管理を行うべきだと述べているのです。

　1876年にドイツの医師・コッホが細菌の存在を証明したことで、消毒や衛生管理が細菌を殺すことに効果的だと認められます。前述のペストも、細菌の発見によって研究が進められました。

　このように、治療や感染予防のために必要な清掃は、かつて医師や看護師の仕事でした。しかし現代においては、清掃を通じて衛生管理を行う清掃専門スタッフと患者さんの治療・看護を行う医師や看護師で仕事を分担した方が効率的です。清掃スタッフは清掃と衛生管理の関連性を理解して、適切な清掃を心がけましょう。

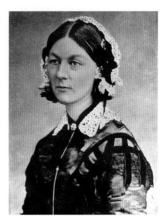

ナイチンゲール（1820-1910）
近代看護教育の母、看護師の祖と呼ばれており、当時の看護師の地位向上を図り病院の衛生環境を改善させ、負傷者の死亡率を下げるなど医学界に貢献しました。

日本での清掃の歴史

病院のはじまり

　日本に初めて医療施設ができたのは奈良時代のこと。中国から医学が持ち込まれ、日本に広まります。さらに723年には、光明皇后の手によって施薬院[*1]と悲田院[*2]という公的施設が設置され、日本初の医療施設となりました。

　現代に通じる病院ができたのは、1557年のことです。ポルトガルからやってきた宣教師であり医師のルイス・デ・アルメイダが、大分に「アルメイダ病院」を建設。西洋医学に基づいた治療を行う日本初の病院となりました。

　明治時代以降は、西洋医学が本格的に導入されたことで国内医療技術が発展。1874（明治7）年に医術開業試験と医師免許規制が始まったことで、国家資格を持つ医師が診療を行う現代のかたちが作られました。

*1　施薬院：病気やケガをした庶民を救うための施設。薬園の役割もあった
*2　悲田院：身寄りのない貧しい病人や孤児のための救護施設

東洋医学と西洋医学

東洋医学　中国の古代医学に基づくもの。自己治癒力と健康を妨げる要因のバランスが均衡な状態を「健康」といい、バランスが崩れた状態を「未病」という。東洋医学では、バランスを戻すために自己治癒力を高める治療を行う。漢方や針灸などの治療法がある

西洋医学　現代医学とも呼ばれるもの。科学的に患部を診療し、原因を排除することで治療とする。一般的な病院での治療全般は西洋医学に基づいている

綺麗好きな日本人の衛生管理

　一般的に綺麗好きと言われる日本人の清掃の歴史は、縄文時代から始まります。集落には貝塚と呼ばれるゴミ捨て場があり、一か所にゴミを捨てる習慣がありました。

　また、江戸時代の衛生管理は、西洋よりはるかに優れていました。上下水道が整備され、糞尿は肥料へリサイクルする業者が買い取ります。ゴミも川や空き地へ捨てることは禁じられ、ゴミ捨て場が決められていました。

　一方同時代の欧州は、ゴミは街中に捨てられ、糞尿は川に垂れ流しの不衛生な状態。そのため都市ではペスト（黒死病）の市内感染が大流行し、多くの死者を出すことになりました。

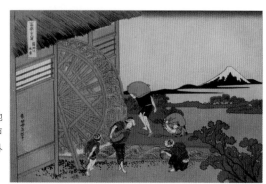

富嶽三十六景：葛飾北斎傑作より隠田の水車
隠田は現在の原宿、渋谷区神宮前の辺りで、かつては畑地や水田など、のどかな田園風景が広がっていました。江戸時代、家の庭にあった井戸を引いてきていた水道整備以外にも、このように水車などの設備も整っていたのです。
出典：国立国会図書館デジタルコレクション

法律化された清掃

　明治時代に入ると鎖国令が解除され、諸外国との交流が積極的になりました。その結果、文化とともに海外の疫病が日本へ流入。コレラ菌による感染症が大流行しました。1879（明治12）年には感染者の死亡者数が10万人を記録。これは新型コロナウイルス感染症（COVID-19）の国内死者数を遥かに上回るもの*1で、明治政府は早急な感染症対策に追われることになります。

　コレラ流行の一因は、都市衛生環境の低さにありました。江戸時代の衛生管理は西洋より優れてはいましたが、現代に比べるとかなり劣ったものです。そのため明治政府は、公衆衛生管理の重要性を痛感し、総合的な感染症対策の法整備を行いました。

　特に汚物掃除法は、感染予防のために清掃するべき汚物の種類を具体的に規定した法律です。第一条には『汚物掃除法ニ依リ掃除スヘキ汚物ハ塵芥汚泥汚水及糞尿トス』と書かれ、ナイチンゲールが述べた「看護師の在り方」に通じるものがあります。

　コレラの流行によって、日本でも清掃が感染予防に重要であると周知されました。その後日本は戦争を経験し、戦後アメリカの医療制度や衛生管理を導入。医療・衛生に関する法整備が進められ、現在の法律や制度に繋がっています。

*1　2022年6月28日現在、日本での死者数と比較

感染症と衛生に関する法律のはじまり

1874（明治7）年	最初の近代医療・衛生関連法「医制」制定
1876（明治9）年	「天然痘予防規則」制定
1879（明治12）年	「虎列剌病予防仮規則」制定
1880（明治13）年	感染予防法をまとめた「伝染病予防規則」制定
1897（明治20）年	伝染病予防規則の内容を改め「伝染病予防法」制定
1889（明治22）年	感染予防のため、清掃すべき汚物を規定した「汚物掃除法」制定

Column 01

みんなで捜索、消えた入れ歯

　ある病院清掃のスタッフが、いつものように清掃を終えようとしていたとき看護師さんに声をかけられました。

「501号室の加藤さん（仮名）の入れ歯が見当たらないって言うの。知ってる？」

　501号室は大部屋で、加藤さんはいつもテレビ台のところに入れ歯を置く場所を設けていたはずですが、ないというのです。501号室の清掃に入ったスタッフに聞きますが、もちろん患者さんの私物ですので触ってはいないと言います。

「だけど、そもそも清掃中に見ていないかもしれない……」

　看護師さんからの依頼で一緒に入れ歯を探すことになりました。ベッドの下や、テレビ台の隙間、ゴミ箱の中も見ますが、清掃時に集めたばかりなのですべて空っぽ。もしやと清掃スタッフのリーダーは501号室の清掃に入ったスタッフに声をかけます。

「回収したゴミ袋の中を確かめたいんだけど……」

　一同「まさか」と思いながらも探すと、なんとゴミ袋の中から入れ歯が！　どういう経緯かわかりませんでしたが、うっかりゴミ箱に入っていたものを回収してしまっていたようでした。

「ごめんなさいねえ」

　加藤さんはちょっと恥ずかしそうでしたが、清掃スタッフをはじめ、看護師さんもほっとしたのは言うまでもありません。

　ごく稀ではありますが、ときどきこんな大捜索が起こります。その時は「清掃スタッフだから」「看護師だから」という垣根はなく、ただ患者さんをサポートする関係者として一致団結します。

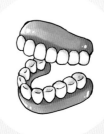

第 3 章
欧米から学ぶ病院清掃

欧米の優れた管理体制

欧米の病院清掃ガイドライン

　医療の歴史を紐解くと、日本は昔から、欧米諸国の医療技術や知識を導入して発展してきました。病気の原因となる細菌の存在が証明されたのも、ドイツです。1882年に医師のコッホが結核菌やコレラ菌の存在を証明したことで、細菌学は世界中に広まりました。

　病院清掃においても、欧米諸国は最新の技術と厳しい環境衛生基準を持っていて、「清掃先進国」と呼ばれています。そのため、欧米では各国が病院清掃のガイドラインを設けていることが多いですが、日本には厚生労働省の公開している感染対策ガイドラインで清掃について少し登場する程度で、独自ガイドラインがないのが現状。現在広く参照されているCDCガイドラインは、アメリカで発表されているものです。

　これらのガイドラインは、微生物や細菌などの目に見えない菌が感染の原因と判明したことで、各国が感染対策として作成。研究が進むにつれて更新されてきました。国同士が近いヨーロッパの数か国では、感染対策マニュアルの基本部分を統一するなどして、さらなる感染予防に努める動きもあります。

欧米のガイドライン

アメリカ （発行：保健福祉省管轄　アメリカ疾病管理センター）
「医療保健施設における環境感染制御のためのガイドライン」
「隔離予防策のガイドライン」
※発行機関の頭文字から、「CDCガイドライン」とも呼ばれる

イギリス （発行：保健省）
「全英清潔仕様」

フランス
「テクニカルファイル」
※各病院に設置される院内感染対策委員会の衛生担当者が作成

ドイツ （発行：保健省管轄　ロベルト・コッホ研究所）
「ドイツ連邦感染管理ガイドライン」
※連邦政府と州の合意により作成
「RKI（Robert Koch Institute）ガイドライン」

清掃先進国アメリカの取り組みは国家レベル

　欧米の多くの国には、上記のガイドラインを発行する感染対策機関や環境衛生管理機関があります。特にアメリカには、感染管理を行う「疾病予防管理センター」や、労働者の衛生管理を行う「労働安全衛生庁」といった国家機関が設けられ、医療施設はこれらが示す厳しい基準のもと、感染対策と環境衛生管理を行っています。

　また、アメリカにはジョイントコミッション（JC：The Joint Commission）という認定機関があります。JCはアメリカ医師会によって設立された、病院を調査・認定・評価する機関です。清掃も評価対象に含まれるため、病院や清掃会社は良質なサービスを提供しようとしています。このような評価制度が誕生したのは、アメリカの健康保険が民間保険会社によるものだからです。病院や診療内容で保険の適用額が変動するため、安い保険料の病院は医療の質も良くない場合があります。この見極めを利用者や保険会社が公平に行うために、JCは病院の評価を一般公開しているのです。

米国の衛生に関する国家機関 / 日本の類似機関

アメリカ	日本
アメリカ疾病予防管理センター **(CDC：Centers for Disease Control and Prevention)** 保健福祉省所管の感染症対策総合研究所	**国立感染症研究所** 厚生労働省所管の感染症研究施設
アメリカ労働安全衛生庁 **(OSHA：Occupational Safety and Health Administration)** 労働省の一機関。「労働安全衛生法」施行と同時に設置され、 労働者の安全と健康を守るための活動を行う	**厚生労働省労働基準局安全衛生部** 機械作業などの危険に対する安全施策や労災などの 保険給付などを行うが、私病・職業病は含まれない **中央労働災害防止協会** 労働衛生の啓蒙活動を行う。医療施設の管轄は 旧厚生省にあったため、現在も医療方面への取り組みは薄い
アメリカ環境保護局 **(EPA：Environmental Protection Agency)** 健康保護と自然保護を目的とする行政機関。 環境汚染の管理を行い、医療面ではウイルスに効果的な消毒剤の 製品リストなどを作成・公開している	**環境省** 環境保護や汚染問題、感染性廃棄物の管理・処理などに取り組む **経済産業省** 新型コロナウイルス（SARS-CoV-2）に有効な洗剤リストなどを 作成・公開している

最先端といわれるアメリカの国家機関に類似する管轄機関を日本も持ち合わせていますが、一部適応していない例外があり、さらなる拡充が望まれています。

環境表面管理について

　欧米の病院清掃が特に優れているのが、環境表面（ハウスキーピング表面）管理という考え方です。ここで示す「環境表面」とは、病室の床や壁、ドアノブやベッド柵などの誰もが接触する可能性のある場所のこと。これらには感染の危険があるウイルスや細菌などの微生物が多く含まれています。当然、掃除機や水拭き清掃などの一般的な清掃方法のみでは不十分です。

　日本でも広く参照されているCDCガイドライン（アメリカ）には、「誰もがよく触れる環境表面の清掃は頻繁に行うこと」が推奨されています。特に、消毒剤に耐性のある菌を持つ患者さんやノロウイルスなどの接触感染の危険が高い患者さんのベッド周りは、感染が広がりやすい環境。そのため、1日1回以上の清掃・消毒が必須とされています。

欧米基準の清掃への取り組み・実績

最新テクノロジー

　欧米では病院清掃に関する研究が盛んに行われ、最新テクノロジーを活用した清掃機器や薬剤などが次々と開発されています。しかし、どんなに新しく優れた清掃機器でも、正しい使い方を知るスタッフがいなければ効果を発揮できません。また、薬剤についても、正しい濃度や接触時間を知らなければ、不活化・殺菌できるはずの微生物をその場に残してしまいます。

　これを防ぐために、新しい清掃機器や薬剤を導入する際は、清掃スタッフのトレーニングが必要とされています。また、これらを使用したからといって、日常清掃を疎かにしていいことにはなりません。新たな清掃機器や薬剤は、日常清掃にプラスして、より病院内の清潔さを保つ手助けをするのが役目。毎日の清掃は、感染対策としてなによりも大切です。

従来の清掃・消毒を補完した新しい方法

過酸化水素ガス噴霧

　従来の殺菌剤とクロスを用いた拭き清掃では、什器の裏や部屋の四隅まで殺菌することが難しい現実がありました。また、拭き清掃はきちんと手順を守らないと、汚染を拡大してしまうリスクもあります。そこで開発されたのが、過酸化水素ガス噴霧です。

　過酸化水素ガスは霧状で拡散されるため、部屋全体を殺菌することができます。この手法を用いることで、クロスを介した汚染の拡大を防ぎ、これまで拭きあげることができなかった箇所の除菌が可能になりました。また、耐性菌*や新型コロナウイルス(SARS-CoV-2)にも効果があるとして、アメリカのEPA(環境保護局)が承認。水と酸素に分解される安全性の高さから、日本でも一部使用されています。

　しかし、この新しい方法は従来法に比して労力がかかるため、日常的に使用することは困難。状況に応じて、従来の拭き清掃と使い分ける必要があります。

＊ **耐性菌**：元々効果があった抗菌薬が効かなくなってしまった菌のこと。新たな薬剤を作ってもまた耐性菌が現れ、治療薬がほとんどない耐性菌も出現している。現在有名な耐性菌は7種類ある。

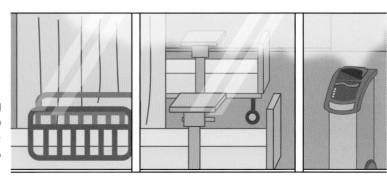

過酸化水素ガス噴霧機使用のイメージ。無人にした部屋の扉や窓を閉め、室内に機械を置き、霧状のガスを充満させることで殺菌します。

紫外線照射装置

　紫外線照射装置は、紫外線を照射することでウイルスの抑制や除菌を行う装置です。「日光消毒」という言葉があるように、紫外線（UV-C）にはウイルスの構造を破壊し、除菌する力があります。さらに、紫外線は人体に触れても皮膚がんを発症しないと国内で実証もされています。これを活用した紫外線照射装置は、消毒薬と違って耐性菌を作ってしまうリスクがなく、人体にも安全な消毒装置です。新型コロナウイルス（SARS-CoV-2）にも有効という研究が進んでいて、今世界で注目されています。

　紫外線照射装置は設置型や自律走行型ロボットのものがあり、高頻度に接触する環境表面を5〜10分程度で消毒してくれます。紫外線照射装置を使うと作業時間の短縮に繋がるだけでなく、どの場所でも均一な消毒が可能なため、日常作業の効率が非常に良くなります。定期メンテナンスの簡単さや、スタッフの負担軽減に繋がることから、費用対効果が高いと言われていますが、まだまだ高価な機械となっていることもあり、国内で導入できる病院は僅かで、普及にいたっていないのが現状です。

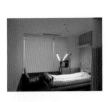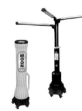

紫外線照射機：ランプの発する波長によって、有害物質の除去、殺菌・浄化など複数の用途を兼ね備えた機器

常にアップデート

　欧米の清掃理論や手法を見ていると、一度否定されたものでも、研究を経て再登場してくる例があります。たとえば、病室内の掃除機は高性能エアフィルターなどを付けていても、本体からの排気がゼロではないので敬遠されていました。しかし、改良によって空気を排出する部位（掃除機）をカートに搭載し廊下に置き、長いホースを使用をして病室にはノズル以下の部分のみを持ち込むことで病室内を除塵している例があります。特に高所の除塵（ハイダスティング）には効果を発揮していました。

　また、どのような成分の除菌洗剤を使用するかということも実践を通しての効果測定を行うことで、常にアップデートされています。

　反対に効果があるとされていたことも、実際には違っていた場合は潔くやめるという判断も早いです。このあたりも日本とは違う部分と言えるかもしれません。

その他優位点

防護具について

病院では、健康な医療従事者や病院関係者を感染から守るため、個人用防護具（PPE：Personal Protective Equipment）の着用が徹底されています。防護具の着用は感染経路の遮断にも繋がり、感染対策の一環としても重要です。各国では制作や販売、流通方法などに厳しい基準が設けられています。

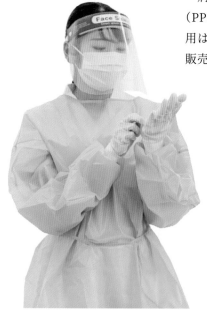

防護服（ガウン）

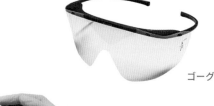

ゴーグル

マスク

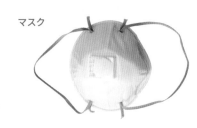

手袋

医療現場においては、粘膜、皮膚、着衣などに病原性微生物が付着しないように保護するものを指します。医療施設内での職場感染・拡散を防ぐ目的があります。一般的には化学物質や放射線、電気・機械、災害などの危険有害物を扱うあらゆる職場で、危険から身を守る装備のことです。

●ヨーロッパ（EU）の場合

ヨーロッパには、PPE規則というEU（欧州連合）加盟国で採用されている決まりがあります。これは個人用防護具の全製造業者に対して、一定基準の品質や性能を満たすことを要求するものです。2016年の改定によって厳重な規則となり、EU市場で発売されるすべての防護具に適合宣言書の付属義務が設けられました。

PPE規則を満たした防護具には、証明として「CEマーク」の表示＊が許可されます。これはヨーロッパにおける防護具の推奨規格とされています。

＊ **CEマークとは**／EU加盟国が共通して持つ基準を通過した商品に発行される品質証明のこと。玩具や通信機器、医療機器などカテゴリーに分類され、それぞれの法律に合っているかどうかが審査されます。そのため、防護具であれば「医療機器の法律（PPE規則）に基づいたCEマークの認証審査」を合格したものにCEマークが発行されます

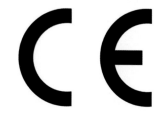

1993年からスタートした制度の信頼できるマークとして使用されています。

●**アメリカの場合**

　労働安全衛生庁（OSHA）をはじめとする多くの機関が、医療従事者のためのPPE規格や基準、使用方法を定めています。そのひとつが「血液媒介病原体防止基準」です。職場で安全に働くために、雇用者はガウンや手袋などの防護具をすべてのスタッフに提供する義務が定められています。清掃スタッフであれば、清掃会社が雇用者に該当します。

　また、スタッフは自身が使用する防護具の選定に参加することができ、これらを行わない雇用者に対して罰金が科せられる仕組みとなっています。

　さらに、呼吸用保護具は、すべて国立個人用防護具研究所（NPPTL）によって審査・認証が行われています。日本でも有名なN95規格のマスク（0.3μmの微粒子を95％以上捕集できるマスク）などは、この機関が認証したものです。

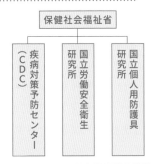

国立個人用防護具研究所

保健社会福祉省

- 疾病対策予防センター（CDC）
- 国立労働安全衛生研究所
- 国立個人用防護具研究所

国立労働安全衛生研究所内に設けられた研究プログラムのひとつ。労働者の傷害・疾病を防ぐために新しい個人用防護具の開発を企業へ推奨し、労働環境の改善や新たな脅威の出現へ備えることを目的としています。その一環として、レスピレーター（人工呼吸器）をはじめとした呼吸用保護具の検定と認証を行っています。

床メンテナンス技術

　床面のメンテナンスには2通りの方法があり、①ウェット清掃と②ドライ清掃です。

　①ウェット清掃は、日本でもよく目にするワックスがけ清掃に近く、床面を機械で洗浄の後ワックスがけをします。この方法は、通常数カ月に一度行い、ある程度回数を重ねたあと、ワックスをすべて剥がす剥離清掃という作業が必要となります。この清掃方法は、作業中のストレスや環境負荷が大きくなっているのが現状です。

　次に、欧米を中心なポピュラーな方法で②ドライ清掃があります。これは、あらかじめ清潔な床にドライ清掃用ワックスを塗り重ねて、その後はワックス面の汚れを落としながら光沢を復元させてあげるという方法です。清掃中の安全度が段違いに向上、環境配慮型である、ということがいえます。

　ウェット清掃にも優位性がある場面もありますが、病院ではドライ清掃を選択する場面が多くなっています。

　これに加えて、最近ではノンワックスシートと呼ばれる床材も登場しています。床面の保護という観点からワックス不要というわけではないという課題もありますが、主流になりつつある床材です。ほかにセラミック石材の利用や、コーティング技術の向上により床メンテナンスに関しても欧米からの新技術があり、日本にも入ってきています。

最先端に日本の良さを合体させて最高の清掃を

日本に適した清掃

　現在の日本の病院清掃は、欧米の最新技術や知識を元にして作られています。しかし、欧米で開発された清掃機器や技術、システムをそのまま使用することは困難です。それは日本の病院と欧米の病院の規模やシステムの違いが根底にあります。

　たとえば、欧米の病院と比べて日本の中小病院は小さく廊下の狭い病院も多く、清掃スタッフの体格も異なります。そのため、欧米基準で作られた大型機器などは、日本に合ったかたちに変更する必要があります。

　しかし最近では、清掃作業に時間や手間がかかることや、清掃スタッフの負担を減らすため清掃用具の見直しを実施する病院が増えてきています。それにより、使い捨てできる掃除用具が普及し、従来のような下記の例とは違い、清掃用具のカラーコントロール方法も変わってきています。

清掃用具カラーリング例

ゾーニング区分	対象施設	カラー
高度清潔区域	バイオクリーン手術室、バイオクリーンサプライシックハウス検査室	青
清潔区域	手術室、ICU、回復室、分娩室、新生児室など	青
準清潔区域	一般病棟、診察室、検査室、ナースステーション、薬剤部など	緑
一般清潔区域	待合室、廊下、エレベーター、事務室、医局、食堂、駐車場など	白
汚染管理区域	細菌検査室、病理検査室、感染症病室、解剖室、ゴミ収集室など	黄
拡散防止区域	一般用トイレ、患者用トイレ、浴室など	赤

消毒に関する日本の水準

　消毒も大切な病院清掃のひとつです。清掃スタッフが扱うのは環境表面への消毒で、環境除菌・洗浄剤や消毒剤、紫外線などを使用することでの消毒があります。清掃スタッフは、状況に応じて使用する消毒方法を見極めなければなりません。

　たとえば、消毒薬剤は濃度や温度、薬剤の接触時間で効き目が変化します。それも、どれも常に高ければ良いわけではなく、適正があります。薬剤の種類や効果を確認した上で使用することが大切です。正確な知識を身に付けることが業務の質を上げ、みんなの健康と安全を守ることに繋がります。

消毒法による分類

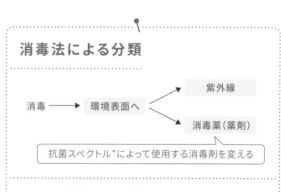

これまでは薬剤を用いた消毒が主でしたが、最新テクノロジーの導入により、紫外線による消毒も可能になりました。

＊抗菌スペクトル：どの抗菌性物質がどの細菌に有効であるかの範囲を示したもの（この場合は、どの消毒薬剤がどんな細菌に有効かによって使用するものを変える）

日本の文化に合わせた清掃業務のかたち

　ここで紹介した最新機器の他にも各種の清掃機器、洗剤、システムなどが活用されています。ただし、日本ならではの特徴、限られた個室や多床室が中心といった病院のハード面、また清掃作業者の役割が項目（ステップ）ごとに分かれる完全縦割りの欧米式に対し、ひとりが複数の役割（作業）を行うことが多い日本の仕組みを考えると、必ずしも「直輸入」が最良の結果につながるとは限りません。日本の実情に合わせた清掃管理やマネジメントが不可欠となってきます。

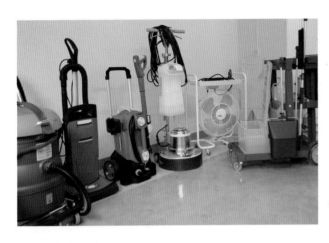

日本での病院掃除のために、さまざまなサイズや種類の清掃機器、用具が導入されています。

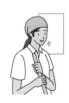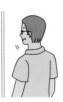

大切なのは患者さんへの温かな気持ちと穏やかな笑顔。直接の会話などなくても心は通じます。欧米では基本的に作業内容ごとに人が割り当てられていることが多いですが、日本では流れ作業としてひとりが担う仕事量が多いのが特徴。その分、気づきにくい掃除が必要な場所や清掃員が求められている業務というのが見えやすく、患者さん並びに医療従事者の望む清掃のかたちに近づくことができます。

　そこでキーポイントとなるのが、世界的に有名となった「おもてなし」です。
　清潔さはビジネスライクの追求である程度達成できます。ただしその恩恵を受けるのは生身の人間、そして提供するのもまた生身の人間です。日常清掃作業に際した直接のやりとりはなくとも、小さな気遣いや柔らかな態度、笑顔などは必ず伝わって院内の雰囲気を和ませます。そんな形のないソフト的な部分こそが私たち日本の病院清掃が世界に誇れるポイントだと信じています。

挨拶で生まれる「元気」のサイクル

毎日のように働いている病院であれば、そのうち長期入院をしている患者さんたちと顔見知りになり、挨拶以外にちょっとしたおしゃべりもするようになるかもしれません。病院清掃スタッフは、基本的に患者さんと余計な話をしてはいけないというのがルールになっていますが……。患者さんが気持ちよく病院で過ごしてもらえるならば、昨日のテレビのことやちょっとした愚痴を聞く相手になることもあります。

そんな時マスクをつけるから、とか袖をまくってほしいとかで「ちょっと手伝って」と言われたら、思わず手を差し伸べたくなりますよね。しかし、病院清掃スタッフは患者さんに触れることは原則禁止されています。

それは、看護師さんや介護士の方の業務であるため介入してはいけないことと、衛生面から触れることを避けるよう指導されているからです。そんな時は「ちょっと待っててくださいね」と対応できる看護師さんを代わりに連れてくることで解決します。「こんな些細なこともできないなんて」ともどかしい思いをするかもしれませんが、病院清掃スタッフができることは、意外と多いのです。

病院清掃を始めて数年経ったベテランスタッフは言います。

「挨拶ひとつでパッと顔が明るくなってくれる患者さんはたくさんいらっしゃるんですよ。コロナ禍になって面会も簡単には来られなくなりましたし、やっぱり人と話すって嬉しいですよね。私たちは必ずしも毎日いるわけではないので、それも良いのかもしれません」

ほかにも、患者さんにかけられた言葉で気づかされたことがあると教えてくれた方もいました。

「『いいねえ、元気に働けて。私も働きたいわ』と言われた時に、自分が健康であることがどれだけ素敵なことか気づかされました。定年後に始めた仕事ですから、若者のように！　とはいかなくても、毎日楽しく取り組みたいですね」

清掃に取り組むことで元気になってくれる人がたくさんいる、そして元気になった患者さんから元気をもらう。「病院清掃」にはプライスレスな付加価値がたくさんあります。

第 4 章
日本の病院の環境整備へ

医療・福祉環境資格とは

日本の病院清掃の現状

　新型コロナウイルス感染症（COVID-19）が院内感染で広まってしまったニュースがありましたが、これは清潔区域と汚染区域の区別（ゾーニング）の不徹底や、新型コロナウイルス（SARS-CoV-2）の感染力および感染経路を正確に認識できていなかった可能性が挙げられます。

　厚生労働省が提唱したガイドラインが存在し活用されているゾーニングでさえ、今回のような未知の感染症に遭遇すると混乱をきたしてしまうのです。片や病院清掃は統一されたガイドラインがありません。今回のような場合、どのような影響を及ぼしてしまうか、想像に難しくないでしょう。

病院清掃のガイドラインとは

●企業における問題点

　欧米では、民間企業は国のガイドラインに沿って基本的な清掃マニュアルを作成し、各病院の基準に合わせた清掃マニュアルに改変していきます。こうすれば基本はガイドラインに従いつつ、細かい部分を病院に合わせることができます。違う企業が担当することになっても、根本的な変更はないでしょう。

　しかし、国が提示しているガイドラインや病院清掃の基準は、内容が実践向きではないため、根本から違ったマニュアルができるのです。極端にいえば、同じ病院の清掃マニュアルを2社が作成した場合、違う清掃内容や手順になる可能性も十分にあります。つまり、企業ごとに達成できる環境衛生レベルが異なり、防げる感染の度合いも違うということです。どの企業も高水準の病院清掃を提供できるように、基準となるガイドラインが必要なのです。

●個人における問題点

　病院清掃について詳しく学ぼうとした時、統一されたガイドラインがない日本では請け負っている民間企業にその基準が委ねられます。おおよその水準は同程度になっていると思いますが、考え方や清掃手順が完全一致することはなく、「なにが正しいのか」を判断することは難しいでしょう。清掃スタッフ一人ひとりが混乱をせず、正しい知識やレベルを向上させるためにも、ガイドライン作成や基準作りが求められています。

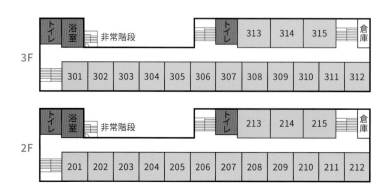

■ グリーンゾーン（準清掃区域）

■ レットゾーン（拡散防止区域）

ゾーニングの例

感染者のフロアをひとつにまとめることで、院内感染を防ぎます。また、トイレは病原性微生物が繁殖しやすいので、どのフロアでも汚染拡散防止区域とし、清掃方法や順番に注意が必要です。

出典：『病院清掃のマネジメント』（公益社団法人 全国ビルメンテナンス協会）をもとに作成

日本の病院清掃が抱える問題

日　本	欧　米
国主体の実践的なガイドラインはないが、テキストは複数存在している	国家機関主体による独自ガイドラインの発行
病院と清掃会社がそれぞれ独自で基準を設けているため、清掃方法やレベルが異なる	法律による病院環境維持の規定
病院清掃について会社や個人に学習が委ねられている状況。パート職員が従事することが多く、属人的な仕事となっている。	病院主導の「環境サービス部」が教育を担当しており、必要な研修を行っている病院もある。

医療・福祉環境資格とは

　国が定める基準がないなか、病院清掃スタッフはどのようにして正しい知識を得れば良いのでしょうか。方法として、資格の取得が挙げられます。日本には清掃に関連する資格がいくつかありますが、病院清掃に特化した資格は今のところふたつだけです。

> **病院清掃に特化した資格**
> ・病院清掃受託責任者
> ・環境サービス認定専門家®（CESP）（民間資格）
>
> **清掃関連資格**
> ・ビルクリーニング技能士（国家資格）
> ・清掃作業監督者
> ・建築物清掃管理評価資格者

「環境サービス認定専門家®（CESP：チェスプ）」は、日本でも欧米水準の知識や技術を学ぶために設立されました。そのため、資格の勉強をすれば、欧米が行っている病院清掃や感染対策を知ることができます。

　病院清掃作業を経験しているスタッフであれば、日本との違いも明確に理解することができるでしょう。この資格を持っていれば、欧米水準の病院清掃を知っているスタッフである、という証明にもなります。

▌国際的に先行した資格創設

環境サービス認定専門家®（CESP：チェスプ）について

　正しい病院清掃の知識を習得する方法として、前ページで環境サービス認定専門家®（CESP：チェスプ）を紹介しました。この資格を認定しているNPO法人日本医療・福祉環境サービス協会では、日本の病院清掃レベルを欧米水準に引き上げることを目的に、知識と技術習得の取り組みが行われています。

　高齢化社会の道を進む日本では、今後も病院利用者は増加していくと言われています。健康であっても、高齢者の病気に対する抵抗力は若い人より低いもの。つまり高齢化社会とは、病気にかかりやすい人が多い社会ということでもあります。

　将来的にこれらの人々を受け入れるためにも、病院清掃スタッフは欧米レベルの感染対策や清掃技術を身に着け、病院をより安全で衛生的な場所にしていかなくてはなりません。CESPは欧米レベルの病院清掃を知ることができる資格です。スタンダードの確立していない日本で、病院清掃業務を行うための指針と言ってもいいでしょう。

「環境サービス」とは
医療機関・福祉施設の施設全体を清潔な環境のまま保つため、マネジメントを行うサービスのこと。欧米で近年重要視されており、狭義ではハウスキーピングという意味も含まれている。病院清掃（ハウスキーピング）の分野では、科学的根拠に基づいた清掃作業が衛生的な環境づくりに繋がり、感染対策として有効である。

　CESPは、米英で医療現場における清掃の教科書として出版しているマニュアルの内容を日本でも運用できるよう翻訳・改修して使用しています。知識・技術ともに、清掃先進国の欧米と同じ内容を学ぶことができます。病院清掃スタッフのほかにも、医療従事者や介護施設スタッフなどが現場で活用できる資格となっています。

　ほかにも、協会では国内外の研修やセミナー開催をはじめ、欧米のレポートを翻訳した文書の公開や欧米諸国文献の翻訳書籍販売など、感染に関する最新情報を国内に広める活動が行われています。

環境サービス認定専門家®（CESP：チェスプ）

特定非営利活動法人　日本医療・福祉環境サービス協会が認定（2011年設立）

資格取得方法	知識試験合格と技術動画の視聴にて認定証を取得
資　　格	3年更新制
受験資格	なし
使用テキスト	・米国病院協会傘下の医療環境協会使用「医療 環境清掃のための実践指導書」 ・NHS（National Health Service）傘下出版「医療施設の清掃マニュアル」

欧米の情報を知る

　日々更新されていく医療技術や知見を、清掃スタッフが知るのは容易ではありません。CESPを取得して欧米レベルの病院清掃を学んだとしても、情報は新しくなっていきます。

　そんな欧米の感染対策や病院の取り組みを、日本向けに発信しているのが日本感染管理支援協会です。ここでは欧米で発表されたガイドラインや感染管理情報を翻訳、発信しています。

　また、医療関連施設で働くすべての方を対象に、国内各地でセミナーやWebセミナーを開催。海外研修も行われ、欧米の病院と連携して最新の感染管理を学ぶことができます。

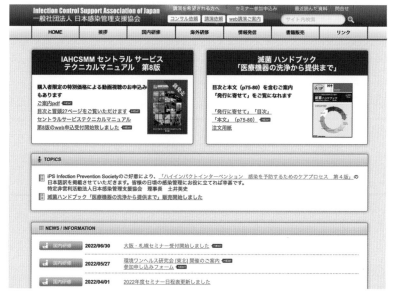

一般社団法人日本感染管理支援協会
感染対策、職員の健康問題を包括的に考える従業員保健、滅菌周辺業務、環境サービス（清掃・消毒）など、さまざまな情報提供を行う。医療系翻訳書籍の販売も行っている。

一般社団法人
日本感染管理支援協会
ホームページ

https://www.jicsa.net/index.html

欧米資格と現実のギャップ

　CESPの資格取得を通して、欧米が基準とする病院清掃について知ることができるとお伝えしてきました。しかし、日本と欧米ではそもそも、病院の構造や環境、清掃作業のあり方が異なっています。そのため、資格取得は知識を深めるために役立ちますが、得たものをそのまま実践に活かすことは難しいでしょう。

　たとえば、日本の病院の大半が中小規模のものであるのに対して、欧米の病院は大規模な総合病院が多くなっています。病院の規模が異なるため、欧米ガイドラインに記されている清掃機材も日本の病院ではすべてをそのまま導入することはできません。使用できる消毒薬の種類も、国によって異なるでしょう。

日本病院清掃協会の目標と取り組み

一般社団法人日本病院清掃協会とは

　日本病院清掃協会は、感染対策の基礎知識や清掃・消毒技術、および、病院・介護特有の事情に対する理解などを身につけた清掃スタッフによる病院や介護施設清掃・消毒をしていかなくてはならないとの思いから、2020年1月に設立いたしました。

　欧米の知見を基に日本に合った、広さの違いなどを考慮した清掃・消毒内容の確立と、日本文化にあるようなきめの細かいサービスをプラスすることで、医療・福祉領域における環境表面清掃・消毒の専門職としての地位を高めてまいりたいと考えています。

　2020年以降に起きた新型コロナウィルス感染症（COVID-19）の世界的アウトブレイク発生後の病院・介護施設清掃の大きな流れの中で、外部企業による委託清掃か、病院・介護施設がスタッフを雇用して行う内製化清掃か、そのどちらとなっても、協会が考える目的に合致した病院・介護施設清掃・消毒を実現するためのノウハウを学べる場になることを目指しています。

どうしても超えられない医療資格の壁

　入院している患者さんの中には、手術後すぐで体が動かしにくいなどの理由で不自由をしている人もいます。病院清掃スタッフは長期入院をしている患者さんと顔見知りになることもあるので、ときどき手助けを依頼されたりします。たとえばベッドの横に落としたものを拾う、テレビ台に手が届かない患者さんに代わってリモコンを取ってあげるなどがその代表です。しかし、内容によっては行うことができないことがあり、意外と多岐にわたります。

　その理由は大きく2つあります。ひとつは病院清掃スタッフの「契約内容」によるものです。清掃は依頼内容に入っていますが、患者さんの補助は業務外です。病院内のルールを守る、患者さんの安全を守る、病院清掃スタッフが提供する質を統一するという意味でも守らなければいけません。

　もうひとつは「医療行為に抵触しないため」です。たとえば、湿布薬を貼ることが医療行為に当たるとご存じでしたか？　厳密にはさまざまな条件をクリアすれば補助することができますが、目薬をさす、飲み薬を患者さんの口に直接入れてあげるなども医療行為に当たります。「条件」も介護職に就いているような人が円滑に仕事を行うためのものであって、病院清掃スタッフが患者さんの手助けをすることは想定されていません。「ちょっと手を貸してあげただけ」と思っていることが、実は重大なミスを招いたりするのです。

　患者さんのことを考えると、簡単には割り切ることはできないかもしれません。それが、ロボットではなく人が働いていることの最大のメリットです。しかし、残念ながらこの「心」が自身を苦しめる原因になってしまうこともあります。気持ちを込めて清掃にあたっているスタッフのために、私たちがまずできることは「業務に当たる人に正しい知識を知ってもらうこと」そして「マニュアルを作成し、誰もが同じ選択肢を選べるようにすること」です。

日本版資格の必要性

　欧米の資格や知識を日本の日常的な清掃作業に落とし込もうとしても、うまくいかないことが多々あります。前述のように日本と欧米では環境が異なりますから、テキストに書かれた用例とまったく同じ状況が発生することは少ないかもしれません。そのため、日本の病院環境表面や清掃方法に適した知識や技術を学ぶことができる、新しい資格が必要とされています。

　CESP の認定を行う日本医療・福祉環境サービス協会は、その重要性をいち早く認知していました。この流れを受けて、日本病院清掃協会では、新しい資格を設ける取り組みが進められています。

　新資格では、日本の病院清掃において、清掃スタッフが実際に作業を行う際に活用できる知識と技術習得が目的となるでしょう。スタンダードが確立していない日本でも、これさえ取得していれば国内の病院清掃に必要な知識と技術はすべて理解できる。そういった教科書のようなものが、現在の病院清掃には必要なのです。

資格設立の目的

目的　清掃を通じて医療への貢献を果たすため、
　　　病院清掃を行う上での基本を身につける

意図　医療専門職としての地位を確立するための資格となる

概要　必要な知識に関する筆記試験と身につけるべき技術の
　　　実技の試験を行う

資格の内容（項目抜粋）

・感染対策知識の実践
・病院内での所作
・感染管理の清掃理論と実技
・仕事をする上での一般常識
・チームマネジメント
・関連法令

その他の協会の取り組み

●セミナーの開催

　各分野の専門家によるセミナーを企画しています。これから病院清掃を始めたい方に向けたセミナーも企画しています。いずれも病院清掃の基本から学べる内容です。

●清掃状況の適正化診断

　病院清掃を直接雇用スタッフでされている場合、その指導は代々先輩から口伝で教えられている内容であることが多く、清掃用具も一昔前のものを大事に使っている場合があります。当協会では、最適な清掃方法構築をサポート。清掃マニュアルの作成のご指導や現地への出張も可能です。

●海外病院の視察研修企画

　協会が持っているコネクションを生かして、海外病院の環境サービス部の視察が可能です。なかなか見られない深部まで視察することが可能です。

●環境サービス部創設プロジェクト

　病院内に『環境サービス部』の創設をお手伝いいたします。
環境サービス部とは、病院内の各専門領域横断型のチーム、あるいは、専門部署となります。従来は事務方の業務であった清掃に関することは、すべて環境サービス部が主導します。環境表面に使用する環境除菌・洗浄剤など感染対策の側面に関しては、ICT（感染制御チーム）とのコラボレーションが理想となります。

環境サービス部の役割
①定期環境ラウンド&モニタリング
②院内スタッフからの情報収集
③清掃スタッフの教育とコンピテンシー
④環境表面清掃・消毒の標準作業手順書作成・校正
⑤環境表面清掃・消毒のための表面損傷チェック
⑥ディープクリーニングの計画
⑦外部委託企業選定と定期ミーティング
⑧医療・介護　環境表面清掃・消毒ネットワーク作り

●各地に支部の設立を目指しています

　ゆくゆくは各地でさまざまな課題にタイムリーに対応するため、また資格試験の開催ができるようにするためにも、協会の資格認定を受けた方に各支部での活動を一緒に行っていただきたいと考えております。

医療法人真鶴会小倉第一病院の取り組み事例

　ご紹介をするのは、協会で行った『環境サービス部創設プロジェクト』の一環です。

　小倉第一病院はこれまでも十分に清潔な病院清掃が行われていました。しかし、2021年11月の新病院移転を機に、感染管理と質を考慮した清掃を取り入れたいというご要望を伺い、『環境サービス部』の設立当初からご支援させていただきました。

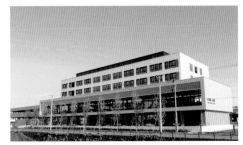

医療法人真鶴会　小倉第一病院

　まずは看護師さんが環境サービス室長として、平面図とにらめっこしながら清掃箇所や回数はどうすることが一番適切なのか、まずはそこから取り組みました。作っては直し、委託業者に依頼する清掃内容の仕様に関して、現場を熟知している看護師、ME、介護士、および、事務関係の方たちが中心となって決めてくださいました。

　その結果、病院内の清掃可能な箇所のすべてをリストアップして、一つひとつどこの部署が清掃するかを決めることができました。従来だと、どうしても委託業者と病院との間に認識の齟齬が生じて、清掃しない場所が生まれてしまう傾向にありましたが、今回清掃漏れはなくなり、この業界にとって画期的な取り組みとなりました。

　それから清掃用具の選定、環境除菌・洗浄剤の選定など、透析病院として名高い病院ならではの視点で決定。予算を鑑み、実現可能なレベルを具体的に想定された考えをお持ちでした。おそらく何度もディスカッションを重ねるなかで頭のなかで何回も清掃されたことと想像します。そして委託業者にお願いする部分、病院スタッフが行う部分のすり合わせを行い、小倉第一病院にとってベストな清掃内容となりました。その取り組みは地元テレビ局が取材に訪れるほど評判となっています。

　従来は、事務方のトップの事務長を中心に清掃業者の検討を行うことが多いかと思いますが、実務内容がわからないため得てしてコスト面重視の選択をせざるをえなくなり、現場の状況とはかけ離れた清掃内容になっているということがあります。これでは誰のためにもなりません。この取り組みが広まれば、このようなミスマッチを防いでいけると、当協会では考えております。

「ありがとう」が直接聞ける特別な職場

清掃作業をしていると、『いつもありがとう』とお声がけをいただけることがあります。そんな日はとても嬉しく、1日気分良く過ごせます。

以前、このことを「清掃スタッフ冥利に尽きるなあ」と友人に話したところ「直接"ありがとう"と言ってもらえる仕事はなかなかないよ」と言われ、ハッとしたことがありました。それからは感謝の気持ちが強くなりましたね。

そして、さらに嬉しいことに時折お手紙などをちょうだいできることもあります。絵心がある方からのイラスト入りでのお手紙や、色紙はまた格別です。

ここで、とある病院清掃スタッフから教えてもらった1通の感謝状を紹介します。これは忘れられない贈り物のひとつになっているとのこと。気づかれなくて当たり前だと思っていたことを見てくれている人がいる喜びを糧に、今日も頑張っています。

『いつも廊下、手洗い場、部屋の中をきれいにして下さっている方々へ

感謝状です。型は無勝手流です。
毎度毎度、床をぴかぴかにみがく女性たちは

そこを通る者の心までピカピカにしてくれていますよ
あんなに光っているのにまだ……。
もうこの位でじゃないんだ　あの人たちは
こんないいかげんな時代にあんなにも一生懸命に
どうしてあの姿に脚光があたらないのだろう
こういう病院で働く全ての人がせいいっぱいの姿を
私たちに見せている
なぜできるのだろう…
うわべばかりを飾る人間がほとんどの世の中なのに
毎日毎日いいものを見せてもらっています
優しい眼、決して出しゃばらないふるまい
そんなにできた人間では疲れがたまらないかと心配です
心に不満を持ったり、不平がたまったときでも
いっしんにモップ掛けする姿にあうと我慢せざるをえません
三十二日間みなさんは先生でした　人生の
時折じっと見るおやじがいたでしょうが勘弁してください
この感謝状で

ではこれからもピカピカにね、床も心も…ね』

第 5 章
病院清掃の使命

身につけていく2つの内容

病院清掃の使命

　これから先のページでは、病院清掃の具体的な業務を説明します。現役清掃スタッフの実体験も紹介しているので、実際の仕事を想像しながら読むことができるでしょう。

　まず、病院清掃スタッフとして押さえておくべき2つの使命を復習します。ひとつは院内を常に綺麗な状態に保つこと。もうひとつは衛生環境を清潔に保ち、感染防止に努めることです。この2つは切り離せるものではなく、正しい病院清掃を行うことで同時に達成できます。

①「綺麗な状態」を作る清掃の注意点…不快がない状態を作る

患者さんや医療従事者の邪魔をしない

具体例	理由
・清掃ルートでも、回診中の患者さんのベッド周りを掃除しない	・治療は最優先行為
・患者さんの着替え中に周辺で作業をしない	・人間としての尊厳やプライバシーはどんな時も決して侵害してはいけない
・清掃中に大きな物音を立てない	・粗雑な印象を与える可能性や、患者さんの精神的苦痛になる恐れがある

埃を舞いあげない

具体例	理由
・モップや箒などの掃き掃除中に埃が舞わないようにする	・呼吸器系の疾患がある患者さんにとっては重症化の原因

②「清潔な状態」を作る清掃の注意点…病原微生物の滞在・拡散をさせない

比較的清潔な場所から汚い場所に向かう清掃の原則

具体例	理由
・トイレでは便器(汚い場所)を清掃後に、周辺(比較的清潔な場所)を掃除してはいけない	・汚れや病原性微生物を比較的清潔な場所に擦り付け、かえって汚してしまうため

清掃器具の手入れをこまめに行う

具体例	理由
・繰り返し使うクロスやモップの洗浄・消毒	・正しい効果が発揮できないと衛生的な清掃を行えない
・故障や不備に対する点検	・繰り返し使うものは洗浄を怠ると、汚染の拡散に繋がる

　これらの使命を達成する病院清掃を行うことで、病院の快適さや安全を保証することができます。衛生面から医療を支える病院清掃スタッフは、ある種の医療従事者なのです。

病院清掃に関わる3つの役職

　病院清掃には多くの人が関わります。委託されている側の主な役職は企業により色々とありますが、概ねマネージャー・リーダー・スタッフの3つが挙げられます。

　「スタッフ」がチームになってコースを回る際、とりまとめるのが「リーダー」です。さらにその病院に配置されたリーダー・スタッフさんをとりまとめるのが「マネージャー」になります。それぞれ任されている仕事が違うのですが、すべての仕事は繋がっていることはおわかりになるでしょう。

　仕事内容の詳細をすべて知る必要はありませんが、どんな人がどんな仕事を担っているのかを知っておくこと、知ろうとすることは業務を円滑に進める中で重要な知識となります。お互いを思いやれる現場作りのために、コミュニケーションを通して相手のことを知っていきましょう。

知識と信頼が正しい病院清掃に導く

　病院清掃業務に関わる人々にとって、必要なものはなんだと思いますか？　思いやり？　マナー？掃除のスキル？

　確かに、そのどれも大切ではありますが、一番は「信頼」です。もっと言えば「感染予防の知識があること」。病院清掃はほとんどの場合、病院が外部の業者に依頼をし招き入れている「外部委託」の体制を取っています。その時最も大切になるのが「信頼」です。

　病院清掃業務はその言葉の通り、清掃を行うことが目的です。しかし、そこには「感染予防・拡大しないようにしながら」清掃を行うという条件が隠れています。業務に当たる際、ここまで求められていることをしっかり自覚して業務に当たりましょう。この条件をクリアできていないと信頼してもらえず、業務を続けることができなくなります。

　もちろん、真摯な気持ちだけで感染予防・拡大の防止ができるわけではありません。まずはしっかり清掃の仕方を覚えるところからスタートです。モップのかけ方、クロスでの拭き方ひとつにしてもルールがあります。それはすべて、感染予防と拡大防止に繋がるからです。

「掃除」は、見た目が綺麗になればOK。しかし、私たちはさらに上を行く感染予防の知識を身につけた「清掃」を求められています。

窓口の一本化でスムーズな業務形態に

病院清掃スタッフが業務に集中しやすい環境

　さて、病院清掃スタッフが医療従事者や患者さんとどのように接していかないといけないか、リーダーはスタッフとどの点が違うか掴んできたころではないでしょうか。ここでは、病院清掃スタッフがスムーズに業務にあたれているのはなぜか、患者さん・医療従事者・病院清掃スタッフという枠よりもう少し広い範囲で組織構成を見ていきます。

　まず、病院清掃スタッフは基本的に清掃を請け負っている会社に所属しています。病院から依頼を受けて会社は適任者を病院へ配置します。これは、実際に働いていくなかで実感できる仕組みです。

　次に、それぞれの組織から意見を吸い上げたりトラブルがあった際に表立って対応する人たちについて見ていきます。それが「業務責任者（病院側担当者）」と「受託責任者（委託会社側担当者）」にあたる人たちです。

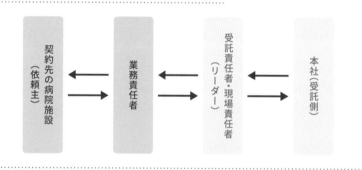

病院清掃の管理体制（委託の場合）

契約先の病院施設（依頼主） ⇄ 業務責任者 ⇄ 受託責任者・現場責任者（リーダー） ⇄ 本社（受託側）

病院に委託された会社は、清掃スタッフのなかから受託責任者を選任します。受託責任者は、医療機関の清掃業務を含む清掃業務に3年以上の経験としかるべき知識とを有する者とされています（医療法施行規則第9条の15 第1号）。
業務を受託する病院に所属している業務責任者が病院側の意見を集約して、良いことでも悪いことでも何かある場合は受託責任者に伝えます。受託責任者は現場、会社へ報告を行い、適宜対応を行います。

毎日の業務の重要性

　日々の病院清掃業務の中には、報告する必要があるか迷うような、小さなトラブルも経験するかもしれません。たとえば、一般的だと聞いていたスピードよりトイレットペーパーやペーパータオルの減りが早い、などです。自分で対処ができるので解決したように感じても、問題の大小はその場で測りきることはできません。これを報告せずにいると、想定以上の消耗品の減りに、補充が間に合わない日が出てしまうかもしれないからです。

　こういったことを防ぐために毎日の報告書やチェックシートといったものが存在します。多くの人が関わっている組織の一員であるという自覚を持ち仕事にあたりましょう。

　また、リーダーはスタッフの様子を見て、現場責任者や受託責任者に報告や相談をすることも必要になります。誰に伝えればいいのか、組織構成を知っておくとスタッフに相談された時に対応できるでしょう。

　受託責任者は、病院から受けた依頼内容を現場できちんと反映できているか、マニュアルを変更したほうが良いかなど現場のスタッフから意見を聞いたり実際に見たりして判断をし、必要に応じて業務責任者に意見を上げてくれる大切な存在です。

受託責任者の役割

作業計画の整備
標準作業書、業務仕様書を理解し、作業計画を作成する

作業に関する報告
業務責任者へ清掃作業の報告を行う

事務管理
業務の実施記録の記載と保管を行う

安全対策
業務を安全に実行するため、作業方法などの指導を徹底。清掃スタッフの抱く不安感や偏見を払拭する

清掃スタッフへの教育・研修
業務責任者の指示も踏まえ、適切な指導や助言を行う
マニュアルを作って教育研修を行う

医療関係者及び患者への対応
業務責任者との打ち合わせ・連絡を行い、清掃作業の改善に努める

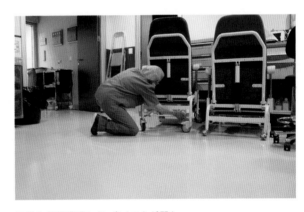

円滑な清掃業務には、多くの人が関わっています。組織構成がわかることで、自分が行う作業の前後を想像しやすくなり、より一層仕事がスムーズに進みます。

リーダー編

多くの病院清掃スタッフを束ねるため、リーダーという存在は不可欠ですが、気負いして挑むことはありません。これからご紹介するそれぞれの項目は、あくまでリーダーを突然任された際の指針としてお役立てください。リーダーに選ばれるということは、みんなの信頼が厚い証拠。そんな方にこそ、人はついていきたいと思います。リーダーは決して、「完璧」であることを求められているのではありません。スタッフの声を拾い、反映してくれるそんな人になってほしいと任命します。現場の清掃スタッフはパートやアルバイトの方がほとんど。リーダーといっても、お兄さん、お姉さん的な立場として、力まずに取り組みましょう。

マネージャーとリーダーの役割分担

　　マネージャーは病院単位での管轄を、リーダーはチーム単位の管轄を行います。ここからは、具体的にどんな仕事があるのかを見ていきましょう。

マネージャー
①依頼内容を正確に把握する
②実施が可能か、もしくは実施できる範囲を判断する
③必要な道具、人員、教育やシフトを考える

「病院清掃業務の運用計画（作業計画）」（P.45〜）、「品質管理」（P.48〜）、「教育研修」（P.50〜）

リーダー
①スタッフに正しい清掃方法を教える
②業務時間内に清掃工程を終わらせる
③改善すべき点をマネージャーに報告、スタッフと話し合う

「清掃リーダーのコミュニケーション」（P.52〜）、「クレーム・指摘に対する対応・予防と対策」（P.54〜）、「事故・トラブルに対する対応・予防と対策」（P.56〜）、「報告と記録」（P.58〜）

ホウ・レン・ソウの流れ

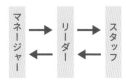

受託側の組織人数によって、役職を分担するか兼任するかが変わってきます。たとえば、ひとつの病院に配置されるスタッフが多い場合、マネージャーが必ずついたり現場責任者が常駐したりしますが、10人程度の配置の場合は現場責任者をリーダーが兼任することもあります。

病院清掃業務の運用計画（作業計画）

病院清掃の指針を決める運用計画

「運用計画」もしくは「作業計画」と呼ばれる、病院清掃の指針となる計画は、マネージャーが作成をすることがほとんどで、リーダーはこの内容を正しく理解し、スタッフと共に遂行することが求められます。

病院という場所の特殊性についてはここまで何度か説明をしてきましたが、これは作業計画を立てる上でもしっかりと反映されている項目です。今一度、確認をしましょう。

全体の運用面から考えると作業自体の計画のほかに、作業状況を確認してそれをどのように改善に結びつけるかといった改善活動の計画も立てるべきです。病院と委託企業のコミュニケーションをどのように取っていくかを決めておくことで、定期的なミーティングが行われ、不具合に関する改善が進みます。ひいては患者さんのためになる活動となるでしょう。

病院の特殊性

患者さんの治療と生活の場であることを忘れない

患者さんの迷惑にならないよう、作業音（機械・器具を含む）をなるべく立てないように清掃にあたる

医療面への配慮

清掃による二次感染を防ぐため使用資機材に気をつけ、ほこりの除去作業は重点的に行えるような体制をとる

曜日によって作業内容を変える

病院は年中無休だが、平日と休日で病院側のスケジュールが違う場合、これに合わせて数パターンの清掃計画・コースの用意をする

作業時間の制約

患者さんの治療や病院での快適な時間・空間提供が優先されるため、清掃時間に制限がある

場所による作業内容の相違

ゾーニングによって感染防止の管理が行われているため、清掃内容や清掃道具の管理に注意を払う

作業計画書、マニュアルの作り方

基本的に、リーダーは病院の特殊性を考慮した作業計画書ならびにマニュアルを受け取り、スタッフと共に作業にあたります。時には、イレギュラーが発生し時間内に清掃が終わらない、いつも使っている掃除道具を紛失したなどのトラブルに遭遇するかもしれません。その時になぜルールが設けられているのかをリーダーが理解しておくことによって、重要度や優先度が判断でき、マネージャーや病院の方に指示を仰がなければならないのか、臨機応変にリーダーが対処すればいいのかがわかってきます。

また、もしも作業計画書やマニュアルを作ることになった場合は、次頁の事柄を順にチェックしていくことで作成することができます。書類の理解を深めるためにもぜひ読んでみてください。

作業計画の確認事項

①ゾーニングの確認

その病院ではどのようなゾーニングを設けられているか把握する

②ゾーニングごとの清掃方法および部屋ごとの目的別清掃方法を整理・確認する

これはマニュアルにも関係することですが、何にどのくらいかかるかが把握できないと、全体的な所要時間がわからず、作業計画を立てることができないため事前に確認をする

③病院の各種スケジュールを把握する

食事、回診の時間などが主な内容となりますが、部門ごとに違っていないか部屋の使用状況、曜日ごとの変化などを的確に把握する必要がある

④清掃スタッフの担当区域の確認

同じスタッフがゾーニングで分けられている区域を跨いで清掃することは基本的に避けるべき事項である。もしもそのようなことが求められる場合は、清掃時間のタイミングやエリア移動をする際に消毒をするなど特別な対応を考える必要がある

「日常清掃」と「定期清掃」作業手順の確認事項

①日常作業の計画表を作る

毎日行う清掃箇所や方法の一覧および順番を作成。この時清掃スタッフの欠勤や臨時対応などが発生した場合にも対応できるよう、余裕を持った計画にしておく

②定期作業予定表および手順表の作成

毎日ではないが定期的に行う清掃箇所や方法の一覧および順番を作成。日常清掃と違い、毎日使用する書類ではないので、いつ誰が見ても進捗や引き続き内容が理解できる見え方になるよう心がける

　それぞれの確認事項を網羅した書類の見本をご覧ください。実際にこのような書類を使い、作業をしているところが多いでしょう。この書類で重要なのは、清掃進捗が的確に伝わることです。

　スタッフに作業手順書の大切さをわかってもらうためにも、まずはリーダーが理解することが大切です。

日常作業計画表（例）
1日の流れをタイムスケジュールにして計画を立てます。1日に動く人数、曜日によって計画表を複数パターン作ることもあります。

（吹き出し）シートが違う場合は、別々に計画を立てる

日常作業計画表

現場名：　　　　　　　　　　　　　作成日：　　年　　月　　日
責任者：　　　　　印

時間 \ 氏名	Aさん（7:30〜16:30）			Bさん（7:00〜12:00）		
	No.	作業内容	標準時間	No.	作業内容	標準時間
7:00		玄関ホール（巡回清掃）	30分		1階外来診察室・処置室	40分
		ELV清掃 1階外来事務室	20分			
		外周・駐車場	30分		トイレットペーパー補充	20分
8:00					1階外来トイレ	40分
		4階から2階廊下	60分			
9:00						
		ごみ集積所	30分			

（吹き出し）ゾーニングや病院のスケジュールに合わせて計画を立てる

注：NO.欄には、作業手順書の番号を記載する。（日常作業計画表には、詳細な作業内容、作業手順、使用する資機材・数量などは記載できないので、これらは作業手順書に委ねる）。

出典：『病院清掃のマネジメント 品質向上をめざして』
（公益社団法人 全国ビルメンテナンス協会）

清掃手順（例）

清掃箇所ごとの詳しい掃除方法です。どんな道具が必要か、作業方法、清掃の際に気をつけなくてはいけないことなどがまとめられています。毎日見ながら行うことはできないので、作業をしながら覚えていきます。

出典：『病院清掃のマネジメント 品質向上をめざして』
（公益社団法人 全国ビルメンテナンス協会）

作業標準手順書（例）

分類：B，通常医療エリア　カラーリング：緑　　No.　　作業名　一般病室の日常清掃

（実施作業内容）
1.作業準備
2.ごみの収集
3.洗面器・洗面台の清掃
4.窓台・扉・備品類の清拭
5.床面の除塵
6.床面の清掃
7.点検

No.	使用資機材名	No.	使用資機材名
1	高性能エアフィルター付き真空掃除機	8	スポンジ付きパッド
2	ダストクロス	9	小ブラシ
3	フラット型モップ	10	ビニル手袋
4	自在ぼうき	11	ごみ袋
5	ちり取り	12	洗剤
6	タオル		
7	マイクロファイバークロス		

	作業方法	留意事項
作業準備	①資機材を用意する ②カートは通行の邪魔にならない場所に置く ③作業開始前の確認をする（挨拶）	・使用区分の徹底とカラーリングを厳守する ・資機材の必要数量を確認する ・カートの移動時は歩行者の邪魔にならないようにする ・備品・機材を破損させないように十分注意する
ごみ	①ごみ容器のごみを収集する ②ごみ容器を拭く	・一般廃棄物と感染症廃棄物は分別収集する ・針刺しには十分注意する
洗面器・洗面台	①洗面台に配置されている備品を移動する ②スポンジ付きパッドに洗剤を染み込ませる ③洗面器・洗面台を洗浄する ④洗面器を水に流しながら、スポンジ付きパッドを用いてすすぐ ⑤洗面器・洗面台（金具含む）をタオルで拭き上げる（水拭き＋乾拭き） ⑥鏡をマイクロファイバークロスで拭き上げる	・定期的に小ブラシを用いて金具まわり、オーバーフロー穴を洗うこと ・ハンドソープ容器、ハンドクリーム容器などを洗浄対象外の場所に置く（移動容器は全面を清拭する） ・洗剤、スポンジ付きパッド、小ブラシを使用して金具→洗面台→洗面器の順で洗浄する 【ポイント例】金具：ノズル部分を小ブラシで洗浄　洗面器：オーバーフロー穴内部の洗浄 ・洗剤成分が残存しないようにしっかりすすぐ ・後部から下にかけて水分を残さないように清拭する。洗面器下のU字トラップ配管も清拭する
窓台等	①窓台・扉・什器備品類は、タオルで水拭きする ②汚れや材質によって、洗剤とスポンジ付きパッドで汚れを除去した後に、タオルで水拭きする	・拭きムラ・拭き残しのないように注意する
床面	1.除塵 ＜高性能フィルター付き真空掃除機を用いた除塵＞ ①幅木側・什器備品の周囲・中央部の順に吸塵する ②ノズル跡の重なる幅は一定とし、取り残しのないようにする	・幅木・什器備品に本体やノズルをぶつけない ・什器周りやその下は、特に注意して作業する ・真空掃除機は入り口から奥に向かって作業する
	＜ダストクロスを用いた除塵＞ ①ダストクロスが床面から離れないように、同一方向に押す ②重なり幅は一定とし、ほこりを取り残さないようにする ③集めたほこり等は、自在ぼうきでちり取りに回収する	・ベッドの下にもほこりの取り残しのないように注意する ・固着物はパテナイフで除去する ・収集する際にほこりを飛散させないようにする ・集めたほこりを収集する際に取り残しに注意する
	2.拭き ①フラット型モップを用いて、幅木側・什器備品の周囲等、狭い箇所から中央部へと拭く ②拭き方は一方向とする ③奥から入口へ移動する	・基本的には奥から手前に向かって作業する ・湿気を残さないように、モップの絞り具合には、十分に注意する
点検	①作業結果の確認をする	・やり残しがないことを確認する
後始末	①用具類の洗浄・乾燥を行う ②数量を確認し、保管場所に収める	・必要に応じて消毒薬を使用する ・整理整頓・清潔の維持に努める
備考	＊病院の特殊性を十分に認識し、常に安全で快適な、環境衛生管理に心がける ＊作業時間の制約を受ける区域なので手際良く、きびきびした動作・気配りをする ＊原則として医療用機器の清掃・移動はしない。特にコードの扱いに注意する ＊精密機械が多いため、取り扱いに注意する	

品質評価

病院清掃の品質は2種類

　病院清掃は、定められた手順を毎日こなすだけではいけません。医療技術が日々進化していくのと同様に、病院清掃作業にも変化が必要なことがあります。定期的に品質評価を行い、清掃の効果や、作業は問題なく行われているのかを確認しましょう。このことを『環境ラウンド（インスペクション）』などと呼び、病院側（ICTなど）とラウンドすることが望ましいです。

　環境ラウンドでは、決められたところがしっかりと清掃・消毒されているのかを確認し、病院側と、その結果を用いてディスカッションを行い、改善を図る取り組みに繋げていきます。

　一般的に、病院清掃の品質は「作業品質」と「組織品質」に分類されます。「作業品質」は清掃結果の良し悪しを図る作業的な要素。「組織品質」は清掃スタッフの教育・訓練、業務管理、マナーや身だしなみの習得などの組織体制に関わるものです。

　病院清掃はこの2つの要素がそれぞれ支え合う形で、品質を保っています。清掃業務の維持や改善を行うためには、両方の面を考慮した点検評価を行うことが大切です。

品質評価とは

　インスペクション（検査）ともいい、インスペクションを行う人をインスペクターという。病院清掃結果を書類に示し、病院に必要な基準に達しているかを確認する。

　評価方法には、点検者の目視による官能検査と測定機器を使用した検査がある。官能検査は点検を行う者によって評価が偏りがちなため、評価基準を定めて点数化をすることが重要。

品質評価シート

　品質評価シートを活用することで、点検結果の点数化を行えます。これを利用して病院清掃の品質を確認し、理想と比較することで足りない部分がわかるでしょう。

　清掃スタッフが点数化された評価を知ることで、作業に取り組む姿勢や改善への努力を促すことに繋がります。

　病院に求められる清掃品質を維持し、問題点を改善するために有効なツールです。

　病院清掃スタッフは、病院が必要とする品質を提供するだけでなく、清掃のプロとして保つべき基準や心構えを自覚して清掃を行うことが重要とされてきています。

　病院清掃の重要性を社会的に広めるためにも、将来的に第三者機関による評価が必要となっていくでしょう。

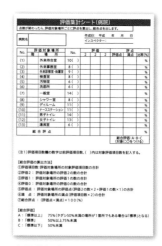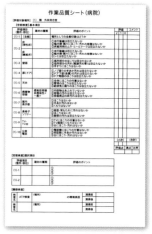

本品質評価シートは、場所ごとの綺麗さを評価する「作業品質シート」である。

「基本項目」はどの現場においても必須となる点検項目（評価項目）で、「選択項目」は各病院の必要に応じて重要な項目を選んで活用するもの。どちらの項目も病院によって重要度が異なるので、実状に合わせてシートを修正して活用するのが現実的である。

出典：『病院清掃管理のインスペクション』（公益社団法人 全国ビルメンテナンス協会）

チェック方法

病院清掃の目的のひとつは、細菌などの病原性微生物を排除して感染防止に努めること。しかし、これらは目に見えません。見た目が綺麗でも、細菌などの微生物は残存している可能性があります。最もいいのはどんな微生物が残ってしまっているか明確になる「微生物学的モニタリング」です。しかしさまざまなことを勘案して、微生物・汚れに拘わらず何かが残っているかがわかる「代理マーカー」を利用することでの評価方法があります。

スタンプアガー法

スタンプアガー法とは、検査する物体の表面に培地を接触させて病原性微生物を培地表面に移行させ、発育した菌のコロニー(集落)数を計測する方法です。
＜メリット＞
生菌を可視化できる
＜デメリット＞
凹凸のある壁や床など細かな溝のある面の検査に不向き

ATP(アデノシン三リン酸)拭き取り検査

ATP拭き取り検査とは、生き物を含む多くの有機物に含まれるATP(アデノシン三リン酸)を汚れの指標とした検査です。しかしそこにどのような病原微生物があるのかまではわかりません。
＜メリット＞
操作が簡単、10秒で測定、汚れを数値化できる
＜デメリット＞
測定値≠微生物数

蛍光マーカー検査

蛍光マーカーをつけておいて、作業後にブラックライトで微生物や汚れなどが残っていないか確認する方法です。やり方によっては現場スタッフとの信頼関係が壊れるかもしれませんので、注意が必要です。ATPよりも微生物学的データを反映していると言われています。

目視検査(ワイプテスト)

定められたチェック方法とは異なりますが、清掃が行き届いているか基本的なチェックとしてこの方法を用いることがあります。指で埃を取る、ワイプで天井平行面を拭き取るなどといった方法です。

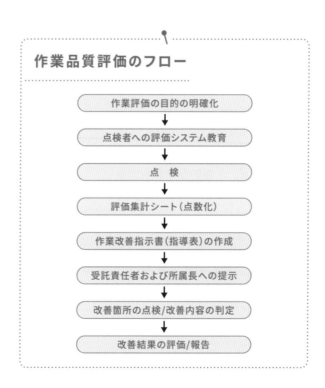

作業品質評価のフロー

作業評価の目的の明確化
↓
点検者への評価システム教育
↓
点　検
↓
評価集計シート(点数化)
↓
作業改善指示書(指導表)の作成
↓
受託責任者および所属長への提示
↓
改善箇所の点検/改善内容の判定
↓
改善結果の評価/報告

進化する教育研修

病院清掃の研修

　病院清掃スタッフの多くは中途採用者です。それまでは別の仕事をしていた人、専業主婦だった人、定年退職した人など入社前の経緯はさまざま。実は、はじめから病院や清掃に関する知識を持つスタッフはほとんどいません。

　そんな新人スタッフは「自分に務まるだろうか」「体力に自信がない」「物覚えも悪くなってしまった」と不安を抱えている人も少なくありません。そんな人たちでも安心して仕事を始められるよう、清掃会社には研修があります。これは清掃現場のリーダーが行うものではなく、受託責任者や清掃会社の研修担当者が教える座学と実技です。病院清掃は、病院の衛生面を担う大切な仕事。実際の現場に入る前に、覚えるべき知識があります。

　また、病院清掃の研修は、新人スタッフにのみ行われるものではありません。医療の発展速度は凄まじく、病院清掃の正解も日々変化するもの。中級・熟練スタッフにおいても、定期的な研修を実施し、レベルに合わせた病院清掃の知識を得るべきとされています。

主な研修事項

1. 病院清掃とは　病院の組織について
2. 病院設備の概要と留意事項
3. 患者への理解と対応方法
4. 作業従事者の教育・指導システム
5. 院内感染とは　その防止の重要性と責務
6. ゾーニングについて
7. 清掃・消毒業務の作業について
8. 清掃用具の選定と取扱方法
9. 消毒薬などの取扱方法
10. 安全・衛生の確保の重要性
11. 感染性廃棄物の取扱
12. 報告・連絡について

病院清掃従事研修カリキュラム（例）
多くの清掃受託会社では、座学と実務の研修が行われます。リーダーになった人はずいぶん前のことに感じるかもしれませんが、基礎は学んでから現場に来ているのです。

出典：『病院清掃従事者研修用テキスト』（公益社団法人 全国ビルメンテナンス協会）

清掃現場での教育

病院清掃スタッフの教育のポイントは大きく3つあります。①清掃スタッフの教育の改善 ②全表面と医療装置が清掃消毒チェックリストを使う ③同時フィードバックを行うため清潔度の評価を図る仕組み作りです。

①病院清掃スタッフの教育の改善 病院清掃という業務は、実務の本質も理解する必要があります。これを理解してもらうためには、一人ひとりがしっかりと業務内容を理解できる環境を作り、パーソナルに寄り添った指導が必要となります。

②全表面と医療装置が清掃・消毒できるためのチェックリスト たとえば机は表面だけでなく、テーブルを掴んで引き寄せることがあるため裏側もきちんと清掃が必要です。このように、何気なく清掃していては気づけないポイントをチェックリストにして漏れのない清掃に努めます。

③同時フィードバック 清潔度の評価を図る仕組み作り

は、48ページからの「品質評価」でその方法を述べました。これらを使用して「同時フィードバック」を行います。その名の通り、清掃が十分でない箇所をリアルタイムで指摘し、やり直す方法です。これにより確実に清潔度を保てるだけでなく、どこが不足していたのかスタッフもわかります。

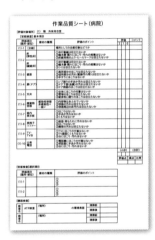

作業品質シート（例）
清掃した箇所を細かく評価（チェック）していきます。全体的には綺麗にできているように見えても、一つひとつのポイントに注目すると改善の余地があることも。この積み重ねが大切です。

出典：『病院清掃管理のインスペクション』（公益社団法人 全国ビルメンテナンス協会）

進歩する教育の現場

これまでは、印刷されたテキストなどを使用して病院清掃に関する座学の場が設けられていましたが、この方法は数十年前から変わっていません。今ではイラスト、動画やeラーニングを利用した勉強方法もあります。これを活用すれば、初めて触る機械や細かなルールについて活字にして伝えるよりわかりやすくなるでしょう。

また、教育の工夫を行うことで研修期間の短縮などにも繋がります。これまでは座学で学んだ後、現場で人員を割き指導してから本格的に業務にあたってもらっていたことが、事前に動画等で学ぶことができるので指導する時間が省けたり人員を余計に配置する必要がなくなるでしょう。さらに、eラーニングは事前に決められた座学の日時に参加が難しい人でもフォローすることでき、すでに働いているスタッフの知識向上テストなどにも使用できます。

科学・医学の進歩により病原性微生物のことや清掃について明らかになったことが多く、病院清掃の重要性も注目されています。これまで以上に人員を求められるでしょう。教育現場のあり方もニーズに合わせて進歩が求められているのです。

清掃リーダーのコミュニケーション

リーダーの3つのシーン

リーダーがコミュニケーションを取るべきは、大きく次の3方向があります。

①清掃リーダーと医療従事者

仕事の範囲が重なることもある看護師からは、直接作業の変更や追加の指示を受け取ることもあるでしょう。大規模な変更・追加の場合は受託責任者に報告し、指示を仰ぎます。しかし、軽微なものや緊急性の高いものは、リーダーを中心とした現場判断が必要です。

②清掃リーダーと患者さん

清掃リーダーは、患者さんのために清掃スタッフに目を配らなければいけません。特に清掃スタッフの言動には注意が必要です。仕事を始めたばかりのスタッフには、行ってはいけない作業や秘密漏洩防止に対する意識が定着していない人もいるでしょう。一方で、リーダーの言動はほかのスタッフから見られ、模倣されます。手本となる対応を行えるよう、常に丁寧な作業を心がけましょう。

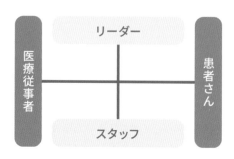

リーダーは医療従事者・患者さん・スタッフ全員と関わり、時には代表として対応しなくてはいけないこともある重要なポジションです。大変難しそうに見えますが、まずはみんなとコミュニケーションを取ることが円滑に業務を進める大切なポイントになります。

③清掃リーダーと清掃スタッフ

経営学者のP.Fドラッカーは「コミュニケーションを成立させるのは受け手である」と述べました。つまり、話し手の内容を理解できる聞き手がいなければ、会話をしてもコミュニケーションが取れているとは言えないということです。

ドラッカーの主張を清掃現場に落とし込んでみると、具体的にリーダーが取るべき行動がわかります。清掃リーダーは困っているスタッフや輪に馴染めていないスタッフがいないか気にかけ、相手の考えを理解する気持ちを持って話を聞くことが大切です。またスタッフへ指導を行う際は、相手の知識や理解度に合わせた話をすることで、スムーズなコミュニケーションを取ることができます。

相手の立場に立った話し方ができないと、共通認識が生まれずに余計なミスが増える可能性があります。相手が自分の言ったことをわかってくれているか、わかっていないようであればどのようなアプローチ方法が効果的なのか、できる限り探る努力をしましょう。

リーダーが厳しすぎても、スタッフがついていけない場合があります。ミスの指摘ばかりが起こる職場ではスタッフが委縮し、職場の空気も悪くなってしまいます。清掃リーダーは、病院清掃がチーム作業であることを理解して、自分と違う価値観を持つ人と協力する意識を強く持たなければなりません。

より良い職場環境をつくるためには、清掃作業時以外のコミュニケーション（雑談）も大切です。和やかで話しやすい環境は、ホウ・レン・ソウ（報告・連絡・相談）のサイクルも回りやすく、ミスも起こりにくくなります。リーダーは、コミュニケーションも業務の一環であると考え、すべての清掃スタッフが過ごしやすい職場づくりに努めましょう。

リーダーから清掃スタッフへの指導例

・患者さんに対するマナー、プライバシーに配慮した言動を行う
・医療従事者の一端を担っていると自覚した発言を行うこと（不安を煽ったり、真偽の怪しい情報を発信しない）
・情報漏洩防止、患者さんのプライバシー保護を徹底する

気をつけたい　清掃熟練スタッフと新人スタッフの会話

　清掃作業におけるミスを発見した時に、清掃熟練スタッフが専門用語を多用してミスを指摘。熟練スタッフは同じミスを二度と起こさないよう、口が酸っぱくなるほど注意を繰り返します。しかし、新人スタッフは用語の意味をすぐに理解できず、同じミスをまた繰り返してしまいました。これに対し、熟練スタッフは「あんなに注意したのに……」と新人スタッフをまた責めてしまいます。

通称「パワハラ防止法」

　2020年6月から施行された改正労働施策総合推進法、通称「パワハラ防止法」。その名の通り、パワーハラスメントについて防止措置を設けることを義務化するものですが、それはつまり「パワハラの基準」を法律で定めたということになります。これまでは個人の受け取り方次第でしたが、基準が明確になりました。つい、熱が入りすぎるあまり「パワハラ」になってしまうことがあるかも……。この法律に則り、主に次の3点について気をつけていきましょう。
①優越的な立場を利用した過度な言動：相手が立場上抵抗や拒絶がしづらいことを利用したような言動。また、業務上本人以外の能力ももってしないと遂行できないことを押しつけるような言動など
②業務上の必要の範囲を超えた言動：怒鳴る、手を挙げる、無視する、過去のミスを何度も掘り起こすような言動をする。人格を否定するような叱責の言葉を投げるなど
③労働者の就業環境が害される：業務中余計な話のために長時間拘束する、早い時間からの出社や残業を強要するなど

クレーム・指摘に対する対応・予防と対策

リーダーとしての対応

クレームや指摘を受けた際は清掃スタッフ同様、発生した状況の聞き取りと慎重な対応を心がけましょう。リーダーであっても、1人で判断することは危険です。作業中にクレームを受け取ることがあったら、速やかにスタッフへ共有しましょう。

また、清掃リーダーは清掃スタッフからクレームの報告を受けたり、「清掃スタッフに注意を促してほしい」といった内容の要望を、看護師などの病院スタッフから受けることもあるでしょう。たとえば、頻繁に清掃漏れやミスがある場合です。

しかし、いくら「気をつけて」と声をかけても、ミスがなくならないことがあります。その場合には清掃手順や方法の変更といった具体的な改善策が必要です。清掃リーダーは清掃スタッフ全員を集めて、クレーム内容を共有・改善策の話し合いを行います。話し合いで出た改善案は一度試してみて、実際に改善されているか確認しましょう。改善ができていれば採用、そうでなければ再検討を行います。

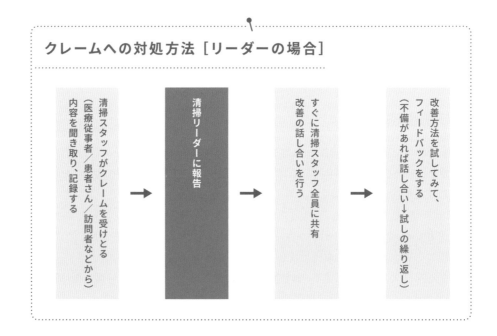

クレームへの対処方法 [リーダーの場合]

清掃スタッフがクレームを受けとる（医療従事者／患者さん／訪問者などから）内容を聞き取り、記録する

→

清掃リーダーに報告

→

すぐに清掃スタッフ全員に共有 改善の話し合いを行う

→

改善方法を試してみて、フィードバックをする（不備があれば話し合い→試しの繰り返し）

具体例——指摘改善

　実際に、病院清掃スタッフが受けた指摘の例です。この例では、リーダーが中心となって清掃手順を変更し、結果として作業効率の上昇に繋がりました。

指摘内容：病院玄関の自動ドア付近を清掃する際、自動ドアの電源を切って作業をしているが、清掃終了後も電源が切られたままになっていることが多い。来院者が病院に入れずに困るので、忘れないようにしてほしい。

　この時、クレームを受けた清掃スタッフはすぐに清掃リーダーへ報告。リーダーは清掃スタッフ全員を招集して話し合いの場を設けました。電源を入れ忘れる原因を探り、対策を検討していきます。

　話し合いの結果、原因は従来の作業手順にあるのではないかという結論に至りました。自動ドアの清掃は玄関周辺の清掃と一緒に行われていたため、「電源を切る」動作は次の清掃を行うために必要ですが、「入れる」動作は清掃後に行うものでした。そのため、忘れて次の清掃に移ってしまうスタッフが多かったのです。

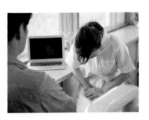

患者さんや来院者から見れば、誰が起こしたミスでも「病院のミス」になってしまいます。病院が快適な空間になるよう気を配りましょう。

従来の清掃手順

　　1：自動ドアを出て、玄関の外清掃を行う
　　2：自動ドアの電源を切る
　　3：自動ドア止めて、ドア内側の清掃を行う
　　4：自動ドアの電源を入れ直す

改善方法
何度か注意をしても、自動ドア周辺の清掃を行う多くのスタッフが「自動ドアの電源を入れ直す」手順を忘れてしまうことが問題でした。そのため、手順そのものを変更すれば忘れない仕組みが作れるのではないか、と清掃リーダーが提案します。

新しい手順

　　1：自動ドアの電源を切る
　　2：自動ドア内側の清掃を先に行う
　　3：自動ドアの電源を入れる
　　4：ドアの外に出て、玄関の外掃除を行う

新しい手順では、清掃を続けるには絶対に電源を入れなければならない状態となっています。実際に試してみたところ、電源の入れ忘れは激減しました。清掃スタッフが新しい方法に馴染むまで少し時間がかかりましたが、今では改善後の作業方法の方が効率も良く、すんなり作業が行えると浸透しています。

事故・トラブルに対する対応・予防と対策

リーダーとしてのイレギュラー対応

　清掃リーダーがイレギュラーな事態に遭遇した場合も、行うべき対応は変わりません。状況に応じた適切な対応と報告を行い、ほかの清掃スタッフにも情報を共有します。

　一方で、清掃スタッフからイレギュラーの報告を受けた場合は、適切な対応を行えているか確認する必要があります。それが新人スタッフであればなおさらです。もしも清掃スタッフが怪我などを負った場合はすぐに作業を中断させ、正しい処置を取ります。

　特に、病院清掃の現場では清掃スタッフが落ちていた針によって怪我をする事態が発生しています。清掃リーダーは注意喚起をするとともに、針が刺さった場合の対応をスタッフ全員に理解してもらわなくてはなりません。

　イレギュラーは清掃スタッフだけが気をつけていても、防げるものではありません。時には受託責任者などを通して、病院側へ注意を促すことも必要です。

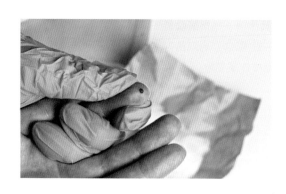

具体例——針刺し

　手術室の床をモップで水拭き中、縫合用の曲がった針が落ちていてモップに絡まった。しかし清掃スタッフは気づかずにモップを絞り、針が手に刺さったことで発覚。
→本来、使用済みの注射針は医療従事者が専用の容器に収納し、廃棄する。

　注射針が刺さってしまった場合、事故後すぐに検査を行うことで感染の有無が確認でき、適切な処置を取ることができます。

　針刺しは、傷自体が小さくとも感染のリスクがあります。発生した場合はすぐに流水で洗い流し、消毒などの応急処置を行いましょう。処置が済んだら病院が定める健康管理者へ報告書を提出し、検査を受けることが推奨されています。

　病院の床には、医療処置に使用した手袋や注射針など、感染の危険がある医療器具が落ちている場合があります。手袋やマスクなどは、一見するとただのゴミに見えるかもしれませんが、病原性微生物が付着している可能性も大いにあります。決して素手では触れないこと、発見時は看護師へ連絡をするなどの対応を徹底して、事故の予防に努めましょう。

医療事故報告書（例）
もし医療事故が起こった場合は「医療事故報告書」の作成が必要になります。事故によっては経過観察が必要になることもありますので、詳細を丁寧に書きましょう。

出典：厚生労働省

業務上のトラブル予防と対策

病院清掃は病院のスケジュールに合わせた清掃コースが定められているため、時間内に清掃を終わらせる必要があります。しかし、時間に追われるあまり清掃作業が雑になってしまっては本末転倒です。ベテラン清掃スタッフはこの2つを両立して清掃を行いますが、始めたばかりの清掃スタッフに同じ効率とクオリティを求めることは不可能に近いでしょう。特に病院清掃を始めるスタッフには真面目な人が多いため、丁寧さを追求するあまり時間が足りなくなることがあります。

清掃リーダーは新人清掃スタッフを急かせすぎず、時間内に終えられるように適宜助言をします。まずは作業手順をしっかりと教えた上で、時間が過ぎても完璧に仕事が完了するまで見守ります。清掃方法を学んだことを確認してから少しずつ作業時間を縮めるアドバイスをしていけば、作業が雑になることもないはずです。

注意！ 「業務遂行」のさじ加減

リーダーはスタッフの安全を守ることもそうですが、スタッフが業務契約条件に則って仕事を終えられるよう配分をすることも求められます。たとえば、通常1カ月ほどでできるようになる業務ができないからといって、毎日業務時間を超えて仕事を完璧に行わせるのは就労規則違反の強要となり問題になってしまいます。

このような場合は、可能であれば別の方法で業務が遂行できるか試してもらう、人員を追加する、担当業務を変えるなど問題を多面的に捉えて解決方法を探りましょう。

そのほかにもわからないことはすぐに聞ける環境や、助けを求められる雰囲気づくりができていれば、新人清掃スタッフが困った時に相談しやすいでしょう。つまり、イレギュラー発生時の速やかな報告と改善に繋がるということです。

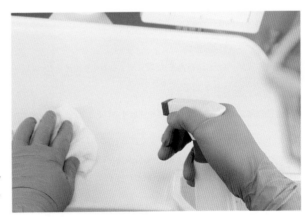

病院清掃はチームプレーです。スタッフの個性を活かしながら、協力して行う清掃を心がけましょう。

報告と記録

清掃リーダーが行う報告

　清掃リーダーは、必要に応じてスタッフから出た意見や事故を、受託責任者などに報告します。しかし、報告は決してリーダーだけが行うものではありません。緊急時であれば、それぞれのスタッフが速やかに適切な責任者へ報告する必があります。そのため、日頃からスタッフ全員が状況に応じた報告先を把握しておくことが大切です。

　また、イレギュラーな事態については併せて記録も残すことで、清掃作業の改善に役立つことがあります。

ホウ（報告）・レン（連絡）・ソウ（相談）と5W1H

　チームで病院清掃を行うために重要なのが、「ホウ（報告）・レン（連絡）・ソウ（相談）」という考え方。これはスタッフ全員の意識を共有したり、意志疎通を取るために有効です。特に、チーム単位で動く病院清掃では、重要な情報共有方法となっています。

　さらに、情報伝達を正しく行うには、5W1H（いつ、どこで、だれが、なにを、なぜ、どのように）という要素を含む会話が必要です。日本語は主語を省いても伝わりやすい言語なため、普段の会話では抜けがちです。清掃スタッフは意識して5W1Hを含む報告を行いましょう。

ホウ（報告）・レン（連絡）・ソウ（相談）を行う目的

業務を円滑に進める

各清掃スタッフから清掃作業・管理に関する情報を集められ、情報を一か所にまとめることができる。全員に必要な情報を知らせることができる

作業の生産性を向上させる

清掃作業においての問題点などを把握することでムダ・ムラ・ムリの排除に繋がり、作業効率の改善が可能になる

質の高いチームワークを構成できる

情報収集・整理能力が高まり、問題の把握がしやすくなる。ホウ・レン・ソウが習慣化されると精度が上がり、チームワークも向上する。さらに、情報を共有することで、病院清掃を組織的に捉えることが可能となり、チーム全体を見た行動をすることができる

5W1Hのない会話

　ある時、A病院で清掃作業中のスタッフから、現場責任者宛に「怪我をしました」と気が動転したような電話がありました。この報告から、どのようなことが想像できるでしょうか。

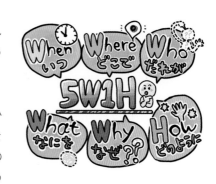

　現場責任者はA病院におらず、電話で状況を把握する必要があります。

　「いつ、どこで、だれが、何を、なぜ、どのように」怪我をしたのかがわからなければ、適切な指示をすることができないのです。電話などで情報を共有するというお互いが同じものを見聞きできない状況において、上記の5W1Hを正確に伝えることが重要になります。万が一、患者さんに関わるような報告であれば、緊急性も上がります。伝達の漏れによって、取るべき処置を誤ることがあってはいけません。

　これは医療の現場に限らず、日常会話にも当てはまることかもしれません。お子さんとの会話、パートーナーとの会話など共通した人の話でない場合、5W1Hを伝えることができればイメージがしやすいのではないでしょうか。

（　　年度）　連絡・協議記録簿（例）

現場名＿＿＿＿＿＿＿＿

会議名	
日時	平成　年　月　日（　）　午前・午後　時　分
場所	
対応者	病院　　　　　課　担当者 所属部　　　　　担当者
連絡事項	（5W1Hを明確にし、具体的に記入する）
協議事項	（5W1Hを明確にし、具体的に記入する）
検討事項	（5W1Hを明確にし、具体的に記入する）

作成日　平成　年　月　日　　受託責任者

連絡・協議記録簿（例）
スタッフから受けた報告を的確に整理して、きちんと報告をします。どんな些細なことが大きな問題に繋がるかわかりません。些末に感じた物でも省略して書いたりせず、正確に報告することが大切です。

出典：医療関係サービスマーク書類作成説明会資料
（公益社団法人 全国ビルメンテナンス協会）

スタッフ編

プロフェッショナルとして、病院の衛生を守るべく最前線で働いている病院清掃スタッフ。
自分には務まらないかもしれない......とは思わないでください。実は「掃除ならできるか
な」と門戸を叩いた方が多いのです。最初はやるべき業務の細かさや多さに驚くかもし
れません。でも、3カ月もすればあっという間に馴染んでいることでしょう。大切なのはチー
ムワークです。病院清掃の第一歩は、「ちょっとアルバイトでも始めようかな」という気軽
な気持ちから始まるのです。
そうして始めた結果、健康になった、お家がきれいになったと言う人も多いんですよ。

病院清掃業務の実践

実際の病院清掃に触れる

病院清掃を行うベテランスタッフも、仕事を始めた時は初心者でした。病院清掃スタッフの多くは、スタッフになって初めて「病院清掃」に触れます。

清掃では、みなさんが思っているよりも多くの場所を掃除することになるかもしれません。患者さんのいる病室はもちろん、廊下や事務所、トイレや洗面、シャワー室なども清掃対象箇所になることが多いです。また手術室や透析室など、衛生レベルが高い箇所を清掃する場合もありますが、それは病院との契約内容によって変わる場合がほとんどです。

実際に仕事を始める際には、掃除方法の指導や研修があります。マニュアルもあるので、少しずつ作業を覚えていけば大丈夫です。

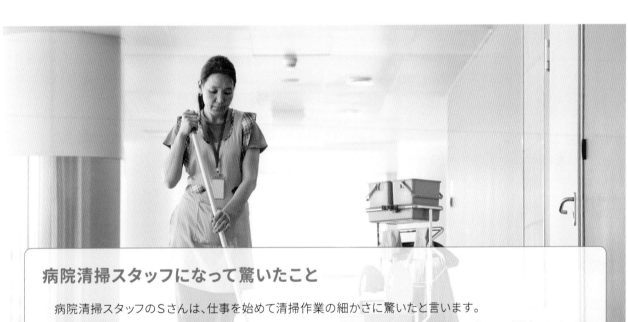

病院清掃スタッフになって驚いたこと

病院清掃スタッフのSさんは、仕事を始めて清掃作業の細かさに驚いたと言います。
「掃除は家でやっているので自分にもできそうと思っていましたが、予想よりも遥かに細かい掃除でした。最近は新型コロナウイルス感染症(COVID-19)の影響で消毒頻度も高く、より綿密な作業を求められています。はじめの頃は、手順や清掃ルートを覚えるのに苦戦しました」

そんなSさんも、今では2年目に差しかかるベテラン清掃スタッフ。毎日行う作業ですから、体を動かすうちに自然と作業も身についていきます。

基本的な2つの作業

　病院清掃は、大きく2つの清掃に分かれています。毎日行う「日常清掃」と、一定期間ごとに行う「定期清掃」です。

①日常清掃

　日常的に清掃する箇所を主な対象としており、さまざまな箇所が清掃対象です。毎日清掃をしたほうがいい箇所～週1回程度・月1回程度まで回数もさまざまです。

　清掃スタッフはチームを組み、決められた清掃コースを清掃。ひとりの清掃スタッフが担当する清掃箇所は病室や廊下、トイレ・洗面などコースにより変わります。コースは毎日同じではなく、日ごとに変わる場合もあります。また、チームもシフト制のため、毎回同じ人と組むわけではありません。主に同じ病院に通勤して作業をしていくことになります。

②定期清掃

　毎日ではないですが、定期的に行う特殊な清掃です。特別なエリアの清掃をしたり、日常清掃では落とせな

い汚れを落としたり、汚れる頻度や優先順位により変わります。床面のワックスがけをしたり、空調清掃や照明清掃なども定期清掃のカテゴリに入ります。

　病院において大きな問題となるのは、アルコール汚れ（白化）です。手指消毒をするアルコールを床に垂らすとワックスは化学反応を起こすため、白くなってしまいます。これを防ぐためには専用のワックスやコーティング剤を選定する必要があります。

　このように、病院は毎日の清掃に加えて定期的な清掃も行っているため、隅々まで清潔な環境を保っています。日々の清掃のおかげで、清掃スタッフも極端に汚い場所を清掃することは少ないでしょう。毎日清掃を行うことで一定の綺麗さが保たれ、日常的な清掃が大掃除にならないで済むのは、一般家庭の掃除と同じです。

高頻度接触表面について

　高頻度接触表面は「コンタクトポイント」とも呼ばれます。以前から不特定多数の人が頻回に触る場所（高頻度接触）を一日一回以上拭き取り清掃を行う、という理解がなされてきましたが、さまざまな細菌・ウイルスの登場により高頻度だけで良いのだろうか、という議論が起こり、接触表面（コンタクトポイント）という呼称が一般的になってきています。

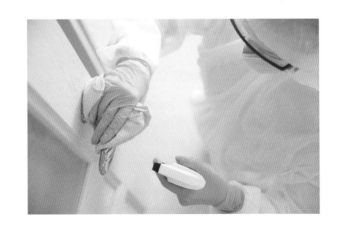

拭き方の2つのルール

　　コンタクトポイントの認知の広がりによって、拭き方にもルールが設けられ、多くの現場で採用されるようになってきました。大きく、①面で拭く、ということと、②握って拭くという方法があります。

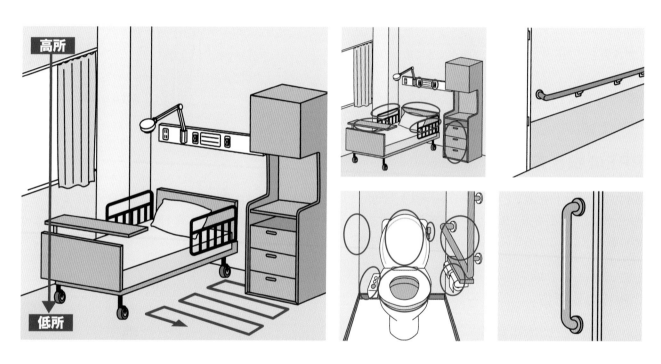

マイクロファイバー製品とは

　　マイクロファイバーは合成繊維の一種で、ポリエステルやナイロンなどを原料としています。マイクロファイバーがほかの素材と異なるのは、繊維の細さです。マイクロファイバー素材のモップやクロスはコットン素材のモップやクロスよりも汚染表面の拭き取り効果が高いと考えられています。そのため病院清掃ではマイクロファイバー製品を使用することが推奨されています。

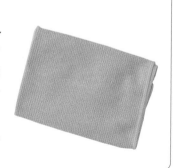

参考：「異なるマイクロファイバークロスによる医療関連感染症微生物の表面上からの除去に関する有効性の評価」D.L. Smith[*], S. Gillanders, J.T. Holah, C. Gush　　*Campden BRI, UK　Journal of Hospital Infection (2011) 78, 182-186

ゴミの取り方

＜主な注意点＞
・ごみ袋の中に針や鋭利な物が入っているかもしれないので、ごみ袋を手で押したり、足で踏んだりせず、ごみ袋は体から離して運ぶこと
・結ぶ際の空気を吸い込まないようにし、止め結びで閉めること
・ごみ袋をゴミ箱内で結ぶとすき間ができて取り出しやすい
・ごみを扱った手袋でEVスイッチなどを押さないこと

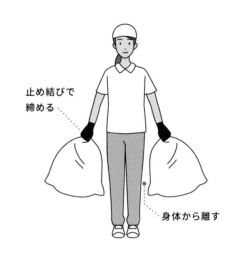

止め結びで締める

身体から離す

PPEの脱ぎ方

　PPEとは個人用防護具といい、ガウン、マスク、手袋、キャップなどのことを指します。感染経路を遮断するために服の上からこれらを装着し、汚染区域から出る際に脱ぐことで清潔区域に持ち込まないようにします。

　これは、着る時よりも脱ぐ時のほうが重要になるためしっかりと手順を覚えなければいけない業務のひとつです。

PPEの脱ぎ方

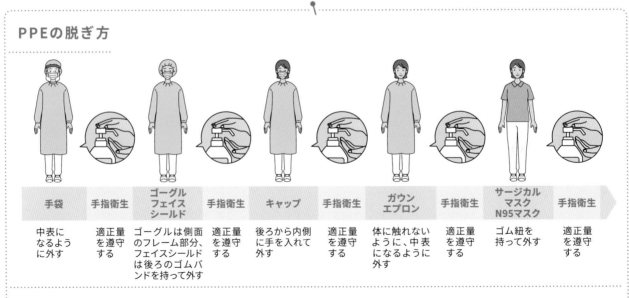

手袋	手指衛生	ゴーグル フェイス シールド	手指衛生	キャップ	手指衛生	ガウン エプロン	手指衛生	サージカル マスク N95マスク	手指衛生
中表になるように外す	適正量を遵守する	ゴーグルは側面のフレーム部分、フェイスシールドは後ろのゴムバンドを持って外す	適正量を遵守する	後ろから内側に手を入れて外す	適正量を遵守する	体に触れないように、中表になるように外す	適正量を遵守する	ゴム紐を持って外す	適正量を遵守する

まずは最も病原性微生物に触れているであろう手袋から外し、上から順にPPEを脱いでいきます。この時、脱ぎ方と手順が重要ですのでしっかりと覚えましょう。

清掃カートの置き方

　病院清掃に欠かせない清掃カートは、清掃に必要な道具をすべて載せて運びます。カラーリングして分けられたもの、使い捨てのワイプや洗って使うモップなどが乗っているので、大きさも小さくはありません。これを廊下や通路、トイレの前に置いて清掃に取りかかるのですが、入口付近に置いたり壁に沿わせずに置くと大切な通り道を塞ぎ、病院の業務に支障をきたしてしまうかもしれません。

　また、つい放置しがちなものでもあるので、日頃からの注意が必要です。大きな医療事故に繋がりそうなことは、クレームの原因にもなります。そのようなことを防ぐために道具の扱い方は早いうちにマスターしたいですね。

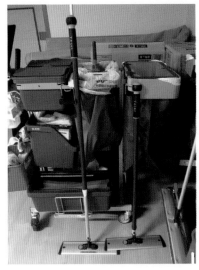

ゴミを拾おうと「一瞬置いたつもりだった」カートに患者さんがぶつかっては大変。「ついうっかり」は残念ながらクレームにも繋がりかねないので、習慣化できるよう意識付けが大切です。

物品倉庫やカートの整理

　物品倉庫や、清掃カートの整理も重要な仕事です。セオリーは清潔なものは上部に、不潔なものは下部など、清潔・不潔の区別をつけることが大前提ですが、資機材の重量を考えて、安全にも配慮した最適な配置を心がけるべきです。

　洗濯済みモップなどの整理整頓も大切です。しっかり乾燥したもので翌日の準備に備えましょう。

　また整理・清掃・整頓という3Sの考え方からも、過剰な在庫は持たない、不必要な在庫は持たないなど、5S導入もぜひ検討してください。

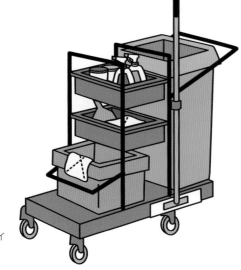

アメリカでも、看護師さんは"セイリセイトン"という言葉を使っているのです。

医療従事者と患者さん対応、コミュニケーション

医療従事者と病院清掃スタッフ

医療従事者と清掃スタッフは、日常的に会話をする機会は少ないですが、どちらも病院で働くプロフェッショナルとして、敬意を持ってお互いの仕事を見ています。また、問題が発生した時には看護師や適切な責任者に報告をして、指示を待ちます。必要に応じてコミュニケーションが取れるよう、日頃から挨拶や気配りが大切です。

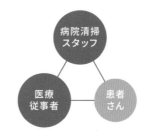

たとえば、清掃中に患者さんの装置が外れているのを発見した時や、注射針などの医療器具が床に落ちていて怪我や感染の危険がある時は必ず医療従事者との連携が必要です。

患者さんと病院清掃スタッフ

病院清掃スタッフは、院内清掃を通して患者さんの目に触れることが多い存在です。特に入院患者さんとは、病室を清掃する際に対面する機会も多いでしょう。病室やベッドは、患者さんのプライベートに近い空間です。患者さんの周囲を清掃する際には、最大限の配慮とマナーを忘れないでください。

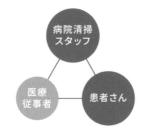

働くうちに名前を覚えてもらえたり、声をかけてもらえることもあります。しかし、裏を返せば、粗雑な清掃作業やぶっきらぼうな態度も見られているということ。一つひとつの作業を丁寧に行うことが大切です。

病院清掃スタッフ

同じ仕事をする仲間としてのコミュニケーションは一番大切なものになります。

まずは共に仕事を遂行することを心がけてください。慣れてくると他人のマイナス面ばかり目に付く人がいますが、お互い様と認識することが必要です。お互いの

粗を指摘しあうような事態になっても、その争いに勝者はいません。いずれどちらの人もその現場にいられなくなり、辞めていくことになります。仕事をするために、ここにいることを忘れてはなりません。

清掃スタッフのマナー

病院清掃のマナー＝一般常識＋感じの良い応対＋病院特有の事情への理解、となるかと思います。昔ながらのコミュニケーション力だけでは通用しないようになってきています。

現在の病院清掃のマナーはとても難しいものになってきていますが、大切なことを覚えて身につけていけば問題はありません。

守るべき3つのルール

①患者さんのプライバシーを侵害しない

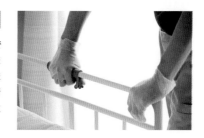

　病気と闘う患者さんは常に多くの不安を抱えています。知られたくないこともたくさんあるでしょう。患者さんの立場に立ってみると、発作や病気による身体異常を注目されて嬉しい人はいません。また、むやみに病状や訪問者のことを聞かれるのも不快です。ひとりになりたいこともあります。清掃スタッフはこういった患者さんの考えを理解して、清掃作業を行わなければなりません。清掃の仕方も注意が必要です。不必要な音や、ベッド上をのぞき込むような態勢も取らないように注意しましょう。

②正当な理由なく、清掃作業中に知った秘密を漏らさない

　複数人が入院する病室では、プライベートな空間が限りなく狭いです。清掃作業を行うなかで、患者さんの事情や病院内の情報を知ることもあるでしょう。

　しかし、当然友人や家族たちに対して、偶然知ってしまったことを話してはいけません。SNSなどに書きこむことも厳禁。業務上で必要がなければ、組織の内外を問わずに口出すことを慎むべきです。

③医療上の言動と紛らわしい言動を行わない

　病院清掃を行っていると、医療に関するさまざまな情報が入ってきたり、患者さんに聞かれたりすることがあるかもしれません。しかし、直接患者さんの手助けをしたり、医療に関する自分の意見や噂を話したりしてはいけません。

　たとえば、患者さんの要望で水を飲ませたり、薬を与えたりすること。これらは医療従事者が行うべき行為なため、医療資格を持たない清掃スタッフには行えません。善意であっても、取り返しのつかない事態に陥る可能性があります。清掃と医療行為の違いを理解して、責任のある行動をとってください。

清掃スタッフを待ち望む患者さん

　A病院では、清掃スタッフが病室の清掃に伺うと、いつも声をかけてくれる患者さんがいます。その患者さんは清掃スタッフ全員の名前を覚えていて、毎日訪れる清掃スタッフをそれぞれニックネームで呼ぶのです。病院生活において、清掃スタッフとの会話が日々の楽しみとなっているようでした。また、「毎日大変だね」「いつもありがとう」と声をかけてくれる患者さんもいます。

　これも、清掃を行う際の挨拶やゴミを受け取る時のちょっとした声掛けの繰り返しによるものです。病院清掃はコミュニケーションひとつで温かく、人間味のある仕事になるとわかるケースです。

クレーム・指摘に対する対応・予防と対策

クレームの受け取り方

　清掃作業を行っていると、クレームを受けることがあります。しかし、ここでいうクレームは苦情ではありません。

　クレームとは、主に病院清掃の不備や内容についての改善要望のことです。うまく対応できれば、業務の改善や向上に繋がると共に、病院との信頼向上に繋がります。

　苦情とは、清掃作業の結果に対する不平や不満を訴えること。つまり、クレームより感情的な内容です。場合によっては正しい改善案を述べるより、言葉による対応が大切なこともあるでしょう。慎重に行わなければ更なる不快感を与えることにもなりますので、誠意ある聞き取りと適切な対応が必要です。

　業務で発生したクレームは、受託責任者を通じて清掃スタッフへ伝える仕組みになっています。清掃スタッフ自身が直接クレームや苦情を受けることは少ないかもしれません。しかし、完全にないわけではありません。

　もし作業中にこれらの指摘を受け取ったとしても、その場で思いつきの返答は避け、相手の内容を注意深く聞き取ることが大切です。そしてその後、清掃リーダーに報告をしましょう。ひとりで抱え込んで解決しようとしたり、場を繕うためにでたらめなことを言ってしまうと、取り返しのつかない事態になることもあります。

　クレームも苦情も、怖いものではありません。話し合いで解決するものもあるので、恐れずに聞き取りと共有をして、チーム全体で取り組むことが大切です。

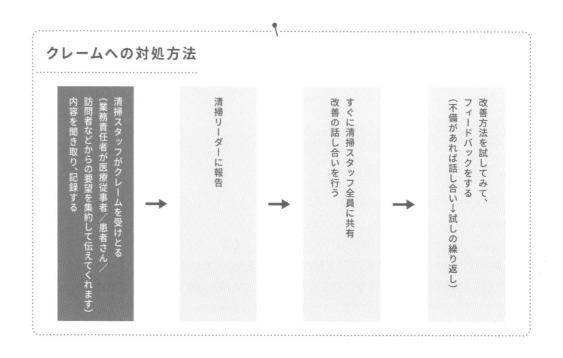

クレームへの対処方法

清掃スタッフがクレームを受けとる（業務責任者が医療従事者／患者さん／訪問者などからの要望を集約して伝えてくれます）内容を聞き取り、記録する

→ 清掃リーダーに報告

→ すぐに清掃スタッフ全員に共有　改善の話し合いを行う

→ 改善方法を試してみて、フィードバックをする（不備があれば話し合い→試しの繰り返し）

正しい対応方法がクレームを防ぐ

　ある時、清掃スタッフが病室の清掃に向かうと、患者さんのベッド下が汚れていることに気がつきました。自由にトイレへ行けない患者さんの尿を溜める袋から、尿管が外れていたのです。床にはこぼれた尿が広がっていました。

　事態に気がついた清掃スタッフは、清掃を行う前に看護師さんへ報告。尿管の再設置や、漏れていた尿のチェックが行われました。清掃スタッフは看護師さんの指示に従い、尿で汚れてしまった床を清掃することになりました。

　たとえば、尿を溜める採尿パックを使用する理由は、手術後などに動けない患者さんのために採用していることが主ですが、尿を適量排出できているか、血などが混じっていないかのチェックにも使われます。床の汚れを綺麗にするのならば病院清掃の仕事だ、と確認もせずに清掃をしてしまっていたら、これらをチェックできなかったとクレームに繋がりかねません。実際に遭遇した時正しい対応ができるように、日頃行わない作業でも確認しておくことが大切だとわかる例です。

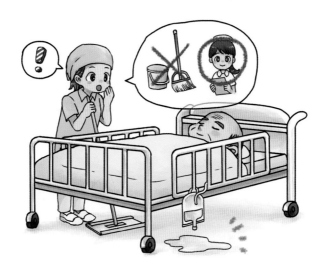

事故・トラブルに対する対応・予防と対策

イレギュラーなことが起きた場合

病院という性質上、清掃をしていると想定外の事態に遭遇することがあります。清掃スタッフの工夫で防げる事故やトラブルもありますが、大切なのはイレギュラーな事態に遭遇した場合の対応を理解しておくことです。作業手順を守り、丁寧に仕事をしていてもトラブルは起こるもの。対応方法を学んでいれば、実際に遭遇しても慌てずに迅速な対応を行うことができるでしょう。

もし清掃作業中に事故やトラブルなどのイレギュラーに遭遇してしまったら、まずは報告を行います。もし、それらが清掃スタッフの不注意や作業工程の不備によっ

て発生したのなら、再発防止の対策づくりが必要です。作業中に危険を感じたら、周囲に相談をすることも事故防止の一環になります。

イレギュラー案件　事故発生時の対応

患者さんに関わる内容

物品破損や紛失、転倒事故などがあった際はもちろん、明らかな異変がある場合

> 清掃作業中に、患者さんが嘔吐してしまった
> ↓
> **ナースコール or 看護師へ連絡**

備品、設備に関わる内容

設備責任者・清掃リーダーに報告
医療器具の落とし物の発見や機器の異常、設備の故障や不具合がある場合は状況に応じて、ほかの人が立ち入らないように囲みを設置するなど処置を行う。落とし物の発見・報告などもある。

> トイレの漏水を発見
> ↓
> **設備責任者に報告**

清掃スタッフに関わる内容

作業中の怪我や事故は、近くの清掃スタッフに声をかけ、作業を中断。適切な処置を行う。その後、清掃リーダーへ報告をすると共に、所属する会社へ連絡。感染する恐れのある場合は針刺し事故や切創などの労災事故の「針刺し損傷又は切創報告書」を病院の健康管理者へ提出する場合もある。

> 作業中の事故
> ↓
> **清掃リーダーに報告**

いずれの場合も、清掃リーダーへの報告は欠かせません。緊急性が高く、清掃作業が予定通り行えない場合は、計画の変更なども必要です。クレームと同じように、遭遇したスタッフがひとりで対応しようとせず、清掃リーダーまたは他のスタッフに報告・共有をすることが大切です。特に"イレギュラーな事態"には感染の危険も含まれています。清掃スタッフ自身の身を守る行動も忘れないようにしましょう。

トイレを流す際の注意点

　トイレ掃除で多いトラブルは、便器内に物を落としていることに気づかず流してしまい、溢れてしまうというもの。とくに多いのが、スポンジ、クロス、ブラシです。清掃時にはスポンジとクロスを便器内に落としてしまったまま水を流してしまった、という事例が多発。軽く、音もしづらいため気づきにくいようです。

　万が一流してしまった場合は、すぐに清掃リーダーへ報告をしましょう。トイレはみなさんが使う場所ですから、水漏れしているからと清掃中の看板を立てても構わず入ってきてしまいます。二重三重に仕事を増やすことにもなりますので、トイレの事故には気をつけましょう。

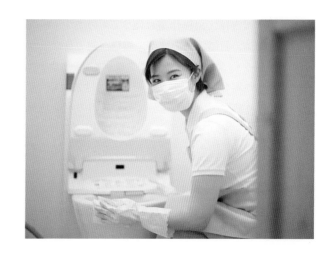

物損・転倒事故が発生した場合

　病室を清掃する際や、ナースステーションを清掃する際にコップや医療器具などを落としてしまうことがあるかもしれません。残念ながら破損したり濡れた床の上に落としたりしてしまうこともあるでしょう。

　この時大切なのは、まず安全を確保すること、次にきちんと報告をして持ち主にお詫びすることです。叱責を受けることは避けられないかもしれませんが、一生懸命清掃に取り組んでいたが故の事故ですので、素直に報告しましょう。

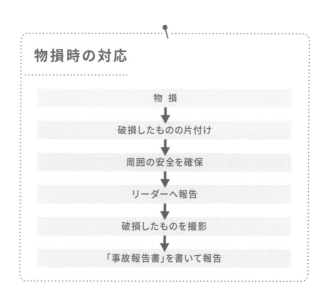

物損時の対応

物　損
↓
破損したものの片付け
↓
周囲の安全を確保
↓
リーダーへ報告
↓
破損したものを撮影
↓
「事故報告書」を書いて報告

報告と記録

清掃スタッフが行う報告・記録

　通常行う報告は、清掃作業に関するものです。病院清掃会社では、日常清掃のほかに数日〜数カ月に一度の定期清掃を行っています。清掃スタッフはそのような清掃を行った場合は口頭の報告を行うだけでなく、書面での記録も必要です。記録がないと前回の定期清掃日がわからず、清掃を完了しているか把握することができません。また、清掃の状況がわからないと、効果的な清掃が行えなくなる可能性もあります。

　記録内容は清掃場所や時間、具体的な内容や使用機材などさまざまです。記録方法や書式には種類があるので、所属している会社のルールに従って記録しましょう。

　また、清掃に使用する機材の管理記録をつけることも大切です。清掃機材は常に清潔な状態を維持し、い

つでも使えるように準備しておかなければいけません、そのため使用の前後には必ず点検や整備を行います。病院では「機器管理台帳」や「資機材リスト」を活用して、機器の状態や保管場所などが一目でわかるよう管理しています。

　ほかにも、日常的に業務を進める上で重要な報告があります。「ホウ（報告）・レン（連絡）・ソウ（相談）」です。チームで業務を進める上では欠かせない情報伝達手段で、ホウ・レン・ソウが上手くいかないと余計な作業が増えてしまうこともあります。チーム単位で作業を進める病院清掃では情報共有が特に大切なため、意識して行いましょう。

記録・報告書作成

　クレームやトラブルに遭遇した場合は、報告後に詳細な記録を残し、再発防止に努めることが大切です。時には書面での報告が必要な場合もあるでしょう。

　記録はただ出来事を書き写して終わりではなく、改

善案を出すための道具として活用できます。清掃作業の改善点なども、しっかりと記録して経緯を辿れるようにしておきましょう。

報告と対応

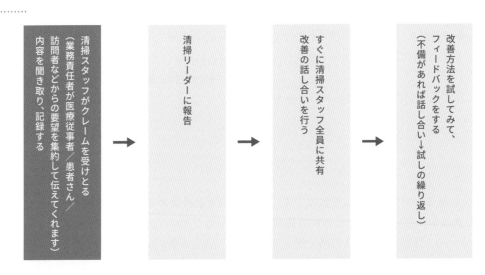

清掃スタッフがクレームを受けとる（業務責任者が医療従事者／患者さん／訪問者などからの要望を集約して伝えてくれます）内容を聞き取り、記録する

→

清掃リーダーに報告

→

すぐに清掃スタッフ全員に共有改善の話し合いを行う

→

改善方法を試してみて、フィードバックをする（不備があれば話し合い→試しの繰り返し）

危険または安全ではない状態を発見した時

・危険な場所にほかの人が立ち入らないように処置する
・清掃スタッフ・リーダーに共有し、連携を取るべき責任者へ報告。
　指示を待つ

事故発生時

・危険な場所にほかの人が立ち入らないように処置する
・清掃スタッフ・リーダーに共有し、連携を取るべき責任者へ報告。
　指示を待つ
・清掃スタッフ自身が危険に巻きこまれないように注意
・責任者の指示のもと、復旧の補助を行う
・見聞きしたことはできるだけ詳しく記録する

緊急を要する事態発生時/天災等発生時

・上記対応が原則
・緊急性によっては病院側責任者の指示の下、
　連携を取って問題解決に協力する

その他想定できる報告

・患者さんの様子が普段と違うのを発見した時
・凶器、不審者、危険物の発見時
・備品、什器、照明設備、排水管などの異常時
・忘れ物、落とし物の発見時
・病院設備や患者さんの持ち物を誤って破損した時

関係法令

病院清掃スタッフを守ってくれる法律・守るべき法律

　病院清掃スタッフは、常に未確認の病原菌の感染の危険性や医療器具による不慮の事故と隣り合わせの職場です。しかし、規則を守り作業を行っていれば安全は保障されます。その規則は、どうやって決まったのでしょうか。それは、病院清掃に関係する法律を基に作っています。

　ここでは、どんな法律が病院清掃スタッフの安全を守っているのか、また病院清掃スタッフとしてどのような法律を遵守しないといけないのかを紹介します。

　病院清掃スタッフに関係する法律などはいくつかに分けられます。

　それぞれ、要約しましたので見ていきましょう。

医療法

　医療法は、国民の健康保持を目的とした法律です。医療を受ける人の利益を保護し、最適で効率的な医療を受けられる・提供できる体制を確保するために制定されました。

　医療を受ける人が適切な選択を支援するために必要な事項、病院や診療所などの開設及び管理に関して必要な事項、施設の設備と専門的な分野のみを扱う病院などの機能の分担や業務連携を推進するために必要な項目などが含まれています。

　病院で働く人数や病床の数、施設設備の条件などが細かく決められています。その他にも、入院した患者さんの書類作成のため聴取すべき事柄の指定や治療に関する説明は患者さんと家族が納得できるように行う必要があること、必要な情報を患者さん側が容易に得られる措置の義務などもあります。

　病院という、医療を提供する場がどんなところであるかが法律によって定義され、遵守されているからこそ清掃スタッフがそのなかでどのように動くべきかが見えてきます。直接的には関係がなくとも、「病院清掃スタッフとしてのあり方」の土台を作っている大切な法律です。

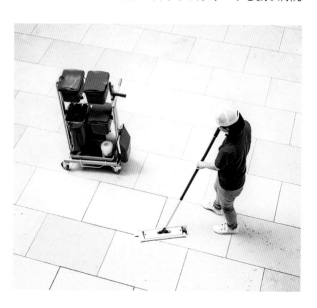

業務委託全般について

　病院清掃の業務委託で取られる多くの形は、清掃会社と病院とで清掃業務に関する業務委託を結び、契約をした病院へ清掃会社から清掃スタッフを派遣することが多いです。

　ベースとして「業務委託契約」というものが存在し、病院清掃については、特殊な環境と業務内容に合わせた契約書が作成されます。

　病院清掃の業務委託については、「医療法施行規則第九条の十五」というもののなかに、病院清掃の委託を受けられる者はどのような人なのか取り決めが記されています。しかし、法律では単に「清掃業務について、知識を持った人が（必要に応じて研修を行って）、正しい方法で正しい道具を使って行ってください」程度の内容となっています。

　上記の内容だけではルール付けをしているとは言い難く、現場の運営は困ることも出てきてしまいます。そこで、厚生省健康政策局が発行した通知があります。これは、「医療法」「医療法施行令」「医療法施行規則」などを元に作成されており、ホウレンソウの想定される流れやPPEの適切な着脱の指定など、運営について細かく記載がされています。

　しかし、さすがに消毒をするための道具の使い方などについては記載がありません。だからこそ、法律や法令を元に作られたマニュアルに則って正しい清掃方法で業務に当たれるように研修を受けることが必要になります。

感染症の予防及び感染症の患者に対する医療に関する法律

　この法律は、1998（平成10）年に制定され、2021（令和3）年まで改正が行われながら使われているものです。度重なる改正の理由は、衛生水準が短期間で著しく向上しており、未知のウイルスが出てきたことに起因します。

　特に日本においては、過去にハンセン病、後天性免疫不全症候群（AIDS：acquired immunodeficiency syndrome　エイズ）などの感染症の患者さんなどに対するいわれのない差別や偏見が存在したという事実を重く受け止め、これを教訓として今後に生かすことが必要であるとして感染症に関する対応の必要性を説いています。

　感染症は、直接的に体を害するだけでなく、誹謗中傷、差別のような二次被害を生んでしまうのです。新型コロナウイルス（SARS-CoV-2）も感染をしている人、ワクチンを打っていない人への偏見が問題視されています。

　では、どのようにして感染症を最小限に抑え、二次被害を出さないようにできるでしょうか。具体的には、①感染症の発症の予防及びまん延の防止に努めること ②感染症に関する正しい知識の普及、感染症に関する情報の収集、整理、分析及び提供すること ③もしも感染症になってしまった患者さんが出た場合はその人の人権が損なわれないようにしなければならないことが記されています。

　この法律は、感染症の危険にさらされる清掃スタッフの安全を守る基準としても学ぶべきところがあります。

普段の清掃で手袋の着用、消毒の徹底、ゾーニングによって掃除道具は換えること、ゾーニングを跨いで清掃をしてはいけない理由が理解できる法律です。

この法律は、これまでの感染症に関する経験によって培われてきた結晶です。防護服の重要性や発展もこの法律が柱として存在しているからこそ、みんなが守らなければいけないルールとして共通認識を持つことができています。

労働基準法

この法律は、社会人になる前から折に触れて聞いていると思います。労働者と使用者の関係性から、給料・手当・賞与についての取り決め、産休、有休取得、解雇の事前告知などについて述べられています。

これは、病院清掃スタッフだからというより社会人として知っておくべき法律ですね。スタッフとして働く人も知っておくべき内容ですが、リーダーは労働時間や有休取得に関する法律を念頭に置いて業務に当たらないといけません。スタッフの勤務状況を把握し対応をするのも仕事だからです。法律をきちんと理解していなかったからと労働時間以上働かせたり業務契約外の仕事をさせたりといったトラブルはあってはならないことです。

業務外の時間の労働については別途「36（サブロク）協定」と呼ばれる契約を結ぶ必要があります。これは、労働基準法36条に基づく労使協定の通称で、労働時間外に行う業務の内容とその時間を、1日・1カ月・1年単位で明記する必要があります。

この時間外労働も何時間でも良いわけではなく制限が設けられています。さらに、この契約を結んでいても使用者は時間外労働を最小限に留める努力をする必要があります。

労働に関する法律があるのは、不当な扱いを受けないようにすることが前提にありますが、この「不当」には、健康を害することも含まれています。労働時間が長すぎる、無理な業務を強いられる、労働に対する対価が低すぎるといった不当な扱いを受けると、体だけでなく、心も蝕まれてしまいます。以前は過労死のみが問題になっていましたが、現在ではうつ病も大きな問題として挙げられています。

今、みなさんが働いている会社、働こうとしている会社は大丈夫だと思いますが、自分の心身を守るためにもしっかり押さえておきたい法律です。

労働安全衛生法

　病院清掃には注射針による事故や感染の可能性など他の仕事ではないような危険が伴っています。このような環境でも安心して業務に当たれるよう「労働安全衛生法」が定められています。この法律は、必ずしも病院清掃スタッフのためだけに制定されたものではありませんが、労働者の安全と健康を確保し、快適な職場環境を形成することを目的とされた大切なものです。

　この法律には安全衛生責任者の選定と業務内容、どうしたら日々の安全衛生が守られるかが記されています。たとえば、機械や器具での怪我、ガスや騒音による健康被害などだけでなく、作業場の広さや設備、休憩場の確保をしないといけないなど細かく定められています。また、どのようなことが労働災害（労災）とみなされるか、労災が起こらないための教育内容などについて述べられています。

　さらに、この法律には事業者は労働者に対し医師による健康診断を行わなければならないとなっています。健康診断の結果に基づき事業者は労働者の健康を保持できるよう必要に応じて対応をしなければいけません。

廃棄物の処理及び清掃に関する法律

　この法律は、廃棄物の排出を抑制し、さらに適正な分別、補完、収集、運搬、再生、処分などの処理について記載されています。

　また、生活環境を清潔にすることによって、生活環境の保全と公衆衛生の向上を図ることを目的に作られた法律です。

　通常考え得る「廃棄物」についての記述はもちろんですが、「特別管理一般廃棄物」というものについても記載があります。これは、毒性、感染症そのほか人の健康や生活環境にかかわる被害を生じさせる恐れのある特性を持ったもののことになります。

　また、類似したものに「特別管理産業廃棄物」というものがあり、これは産業廃棄物の中で、上記のような特性を持ったものを指しています。まさに、病院清掃業務で取り扱う「廃棄物」です。

　病院清掃では、菌のついた廃棄物や、血液などがついたもの、またそれ自体の掃除にかかわることも出てくるかもしれません。もしくは、直接触れることはなくても、そういった特徴のある廃棄物をゴミ捨て場に持っていく作業などはあるでしょう。

　思いがけないときに汚染された物質を触って感染しないように、事業者についての取り決め、処理の方法など細かく定められています。

　ルールをしっかりと守れば、病院清掃スタッフの安全と健康も自ずと守ることができるのです。

　どれも労働者である病院清掃スタッフを守る大切な法律ですが、直接的に影響を感じないものもあるでしょう。なかには当たり前になっていて気づかないもの、よりよくするために改善されたけれど法律が影響しているとは思わなかったものなどあるかもしれません。

　多くの法律に守られ、これらに則った規則の下で病院清掃スタッフは働いています。自分の安全と健康を守るためにも遵守したいですね。

おわりに

最後までお読みいただき、ありがとうございます。

病院清掃には、その技術もさることながら清掃員一人ひとりの心持ちと気配りが重要になると我々は考えています。そして、私たちは病院という場所で患者さんにサービスを提供する一員だという誇りを持って、日々の業務に取り組んでくれる病院清掃スタッフをサポートしています。そんな活動の一端を、みなさまにご理解いただければ光栄です。

この冊子との出会いが、また病院清掃という仕事がみなさまにとってよいご縁となることを願っています。

また、本冊子を制作するにあたり、ご尽力いただきました各方面の方々には、こまやかなご指導とご鞭撻を賜り、深く感謝を申し上げます。

一般社団法人日本病院清掃協会

2020年1月設立。感染対策の基礎知識や清掃・消毒技術、および、病院・介護特有の事情に対する理解などを身につけた清掃スタッフの育成および環境の整備に取り組んでいる。現在は、セミナー、資格制度の運営、海外研修の企画、病院内の環境サービス部立ち上げのサポートなどを行っている。

編集：オフィス三銃士
デザイン：カズミタカシゲ（こもじ）
表紙イラスト：倉持寛子
イラスト：倉持寛子、おなわなお

病院清掃というお仕事
ーいま求められている環境サービスー

2022年7月26日　第1刷発行

著　者　　一般社団法人 日本病院清掃協会
発行者　　原 雅久
発行所　　株式会社 朝日出版社
　　　　　〒101-0062　東京都千代田区西神田3-3-5
　　　　　TEL 03-3262-1211（代表）
　　　　　FAX 03-3261-0532
印刷・製本　協友印刷株式会社

乱丁、落丁本はお取替えいたします。
© Japan Hospital Cleaning Association 2022, Printed in Japan
ISBN978-4-255-01308-4 C0036